揭開經絡與電磁場的奧祕

人體的彩虹

張長琳／著

目次

盲人世界

醫學和科學的巨變

結構概念的發展

生物學的場和波

和諧之美

喜見「經絡」飛龍再現

沈邑穎
關山慈濟醫院中醫科主任．慈濟大學臨床助理教授、經絡磐石團隊召集人

「經絡系統」是每位中醫師必學的課程，中醫界有句名言說：「學醫不懂經絡，開口動手便錯。」可見經絡在中醫的重要性。中醫聖經《黃帝內經》的《靈樞》載有最豐富的經絡內容，闡明了經絡對於人體的重大影響。例如：

《靈樞·海論》：「十二經脈者，內屬於腑臟，外絡於肢節。」說明經絡聯絡臟腑，溝通內外。人體五臟六腑、四肢百骸、五官九竅、皮肉筋骨等組織器官，都是依靠經絡系統的聯絡溝通而保持相對的平衡與統一，完成正常的生理活動。

《靈樞·本藏》：「人之血氣精神者，所以奉生而周於性命者也。經脈者，所以行血氣而榮陰陽，濡筋骨，利關節者也。」中醫認為人體生命活動的物質基礎是氣與血，經絡是人體氣血運行的通道，通過經絡系統將氣血及營養物質輸送到周身，濡潤全身臟腑組織器官。

《靈樞·經別》：「十二經脈者，人之所以生，病之所以成，人之所以治，病之所以起，學之所始，工之所止也。」《靈樞·經脈》：「經脈者，所以能決死生、處百病、調虛實，不可不通。」中醫的診斷、治療藥物方劑的歸經、針灸臨床診斷治療的辨證、循經取穴、針刺補瀉等，皆以經絡理論為依據，經絡系統對人體的生理、病理、診斷、治療等方面都具有重要意義，經絡系統的通暢與否攸關機體的預後生死。由於醫者操人生死，所以明朝的中醫師李梴在《醫學入門》指出：「醫而不知經絡，猶人夜行無燭，業者不可不熟。」

大陸現代研究經絡學者黃龍祥先生指出中醫經絡的特異性，他說：「古代中國其他民族醫學以及其他國家醫學一樣，也有類似『穴位』的概念和類似針灸的療法，但是都沒有產生類似『經絡學說』這樣的理論。其根本原因，就在於這些療法主要都是局部刺激治療局部病症的『頭痛醫頭』或『以痛為腧』的療法。」因此，他認為中醫的整體觀主要是由經絡學說體現的。由此可見，古今醫學家一致認同經絡的重要性。

雖然經絡學說在中醫占有如此特殊的地位，中醫師每天的診療工作也幾乎都與經絡有關，但由於經絡無法被具體看見或觸及，其存在性在近代備受質疑。因此，經絡宛如一條見首不見尾的飛龍，療效可見，其理卻不明。

身為一位每天以「經絡」為主要診斷治療準則的臨床中醫師，很高興見到張長琳教授悠遊於古今中外歷史，從文化、哲學與科學領域，抽絲剝繭地探討東方與西方醫學發展的差異。

張教授並以其專業素養，大量利用各種實驗報告、圖表等資料解說現代物理學、生物學等科學觀點，深入淺出地討論經絡的特質及存在的可信度。張教授指出中國

古醫學「經絡系統」與印度古醫學「脈輪系統」二者都是確實存在的,而且可能與「電磁波耗散結構」有關。有關「耗散結構」,張教授在書中有非常精闢的說明,請讀者盡情欣賞。

本書內容多元豐富,適合各行各業的讀者。對於中醫師而言,最關心者仍是經絡的相關議題。在第二部第二章「經絡的現代科學研究」中,討論許多針灸特有的現象,包括:

一、循經感傳現象路線的穩定性及可變性:「循經感傳」又稱為「氣至病所」或「得氣」。經由研究發現,感傳路線有時會出現大幅變化,甚至會完全離開平時的路線直奔病所。所以張教授認為「經絡完全不像許多人想像的那樣,是一種固定的管道。至於針灸教科書中所畫的經絡圖,所描寫的明確位置,只是為了方便初學者使用,是一種大幅簡化的說明圖。其實有經驗的針灸師都知道,實際情況並不是這樣簡單。」(見99頁)。此項觀點,與我們臨床應用經絡診斷治療的經驗不謀而合。

二、循經感傳現象路線的寬度和深度:張教授認為感傳路線並不是一條細細的線,而是一條「有中間部和邊緣部的寬帶」(見101頁)。感傳路線所處的深度與肌肉的深淺度成正比,這點也與臨床觀察相符。

三、循經感傳的方向和速度:方向為雙向,速度比神經傳導慢許多,每秒1-20公分左右。

四、溫度與藥物都對循經感傳有所影響:這點也證實了中醫的灸法和穴位注射的療效。

張長琳教授也提出一些自謙為「傻問題」的課題,其實這些都是許多中醫師想問而不敢問的問題。張教授所提供的資料恰似暮鼓晨鐘,敲開深入研究經絡的大門。例如:

問題一:穴位有多大?經絡有多寬?依據資料顯示「穴位並不是像針灸銅人身上那樣的小洞洞……,而是像一座邊界不清的小山峰。」(見114頁);「經絡就像是一道山脈似的東西,而腧穴則像這道山脈的一座座山峰。」(見115頁);「腧穴是人體內電場強度最高的一些點。」(見132頁)。這提供我們對於經絡腧穴形態的新看法。

問題二:經絡與腧穴會不會移動?答案是:會!在某些特殊狀況下,經絡與腧穴的位置都會改變。所以張教授說:「經絡是活的。」(見118頁),又說:「人體的電導確實是隨時間而漲落的……即古人所說的『子午流注』。」(見121頁),這些都是非常具啟迪性的觀點!但是張教授對於「阿是穴」的定義(見117頁),與傳

統中醫的看法有異，這也提供我們另一層思索的角度。

經由現代的皮膚電導測量深入研究，張教授得到一個意義深遠的結論：「中國古人所發現的經絡系統，就是對人體內能量分布的一個簡單描述。」（見133頁）。由於能量不可見，當然無法用解剖方式找到經絡腧穴。所以，經絡就如前所述是一條見首不見尾的飛龍──可用而不可見。

但不可見者，並非不存在，只要透過適當的研究方法，必然可以讓此飛龍現身，彩虹滿天。張教授引馬斯歐西亞的論述：「針灸是對現有『科學』知識最頑強，也是最活生生的挑戰。」（見91頁），中國與印度古醫學是一種能量醫學，符合現代物理學的概念，兩者與現代醫學應該相互結合。所以，張教授指出東方古醫學研究的意義：「對這些『古老醫學』的現代科學基礎研究，其意義並不是得到現代科學界的認可，而是對現代科學的一種強大挑戰，並且是對現代科學研究的一種強大壓力和動力。」（見86頁），所以他認為應該如此提問：「中醫給科學帶來了怎樣的新問題？」「中醫給科學帶來了怎樣的挑戰？」「怎樣從中醫的實踐中看到現代科學中所存在的不足？」「如何透過中醫的研究，進一步發展現代科學？」（見239頁）。這些觀點打破成見，撥開迷思，引導新的研究方向，為中醫藥學的發展開闢新局。

本書不僅推薦給中醫師，所有對於中西醫有興趣的讀者都值得一讀！

張教授擔任天普大學（Temple University）前沿科學中心顧問，筆者多年前曾在天普大學就讀，也是一份特殊的緣分。

管窺經絡的感觸

陳國鎮
前東吳大學物理學系教授

　　眼睛看見的才真實嗎？手指觸摸到的才存在嗎？其實，我們的感官知覺的範圍非常狹窄，例如手機所用的電磁波既看不見也摸不著，現代的人應該不會認為它不存在吧！

　　解剖人體所看到的東西是生命的全部嗎？每餐飲食下肚，經過消化分解後變成細碎的渾漿，其中各種物質又如何知道該去到哪裡落腳？身上的傷口該如何修復？修復到何種程度就可以停止？身體怎麼知道？外在風寒暑濕燥火的無情侵襲，內在七情六欲的自亂陣腳，人體怎麼自我調適？類似的疑問俯拾皆是，唯物或生化的觀念所能解釋的非常有限；即使解釋了，仍有漏洞尚待填平。

　　過去，我們慣用的化約式機械觀，其實早已不能全盤適用了。可是，正如本書作者所言，生物學和醫學，甚至心理學，還有許多人堅信一切現象都有物質基礎，完全無視於物理學近百年來早已有更上層樓的認知發展。因此，對於經典中醫的經絡針灸之術，何止於輕率蔑視，更論斷為不科學或偽科學而力斥之。

　　早些年，想做這方面的探索者大多不敢聲張，深怕會被認為不務正業，申請不到研究計畫的補助。有些人私底下做此研究也是附帶性質的試做，而大部分都沒有做出自信的結果來，其中的原因有幾個。首先是唯物觀的成見太深，實驗的設計脫離不了那樣的思維引導，甚至連數據的整理分析也一樣，變異度紛雜無所歸趨，讓人看不出其中的規律。於是，嘗試了一下就放棄的人多得是。由於做不出結果，就懷疑古人所說的經絡虛假不實，進而堅決否定有經絡的論點。

　　然而，針灸醫術並非始自近代，中醫數千年來已經利用此法扶危救命，獲得了無數的驗案。這些醫療史案難道都是假的，只有我們這些接受過科學教育的人，才能看清楚其中的真偽？難不成千古以來的人都受騙了？當然不是這樣！

　　由於受過多年的物理訓練，我學會暫時撇開唯物的思維，採用整體和波動的觀點研究經絡。幾年摸索下來，終於解開了一些心中的謎團。從電性來看，經絡頗像大海中的洋流，在人體內傳輸生化物質、能量和信息，不停地循序流動著。在許多皮膚位置上，有些像湧升或沉降流的位置，它們的導電度都比周圍的要好很多。在健康的人體上，它們的動態還彼此同步相干；但是在患者身上，其相干度就變差。這些特殊的表皮位置，大約和古人所描述的穴位相符合。

　　從經絡的研究裡，對於生命體我有了更多的認識和感動，生命觀逐漸脫離解剖的唯一認知。經絡對我而言，就像體內主要的無線通訊網路，整體經絡非常綿密，不僅維繫著五臟六腑本身的機能，同時也把它們整合成和諧運作的有機體。生命體的經絡系統宛如樂曲動人的旋律，既能將許多音符整合起來，也能感應環境的變動。

其實，打從有胚胎起就有經絡，在胚胎發育的過程，它非但沒有逐漸退化，甚至是緊盯不捨地主導。直到主人要走的那一天，它還孜孜不倦地扮演著稱職的角色，真可謂「鞠躬盡瘁，死而後已」。

解剖所看到的東西是陽剛的實體，而蜿蜒若幻的經絡卻是陰柔的網絡，兩者剛柔並濟，使生命體既保有準穩態，也展現極大的可變性。至於古人如何將不對稱的臟腑，與頗對稱的經絡逐一關聯起來，成為條理井然的經絡系統？這還是我百思不得其解的謎題。

縱然經絡的真面目及功能未能全然揭露，然而已經有許多有識之士參與了經絡或中醫學的探究，審慎地運用科學的方法和知識，鑽研古人了不起的發現。同時，也運用流暢易懂的語言或文字傳達給大家。

撰寫本書的作者張長琳教授，以他嫻熟的物理知識和思路，娓娓道出正確的物理觀念，讓讀者能藉以分辨和解讀經絡或人體機能的相關問題。張教授的文筆生動，在跌宕的文意中常發人深省，在評斷事理時總不失中庸之道，由此可見其謙謙君子之風。

開卷品讀來稿，令我無法半途罷讀。對於愛好科學也傾心古道的讀者，我相信你們也會被深深地吸引，感受到作者活潑的論理和推想，以及他揭露生命和物質世界的奧祕時，閃現的觀念流轉所蘊含的動人妙義。

推薦序 3　古老的東方智慧 VS. 最新的科學技術

郭碧松

古典中醫基金會創始人．歐洲、澳洲註冊中醫師

　　長琳這本行歌如板，極有文學、哲學價值的科普書，讀起來真讓人手不釋卷，拍案叫絕。雖然內中的觀點，我們曾經多次交談過、探討過；然而，再讀他系統地闡述這些觀點和思想的這本書，仍舊令人回味再三。

　　他那幽默的文筆，把枯燥的物理學和數學概念，變成像史詩般的立體寬銀幕電影，又像世界時空交響樂一般地呈現在讀者面前。

　　我和長琳的相識，就是在他書中提及的那次在荷蘭召開的國際科學醫學會上。我們碰面就一起談了四個小時，我完全忘掉了那些正在開得熱火朝天的分組討論會場。從此，我們就成了莫逆之交。在與他相處之中，我體驗到了什麼叫真正的科學精神。我們的專業相差甚遠，我所做的氣功以及體驗的氣功經歷和現象，從來都難與一般人溝通，更別提科學家了。由於以往的經驗，我對科學家總持有一些偏見。然而，在跟長琳無話不談的探討中，我的偏見也如冰雪般消融了。他那大科學家的氣度，他在真理追求中毫不猶豫地否定自己，以及不受已有的理論框架束縛、毫無偏見的探索精神，都深深地感動了我。

　　他那童心般的真誠傾聽，他那容納百川的胸懷，從而能消化各種不同學科的學說和思想的能力，加上他那堅韌不拔、一點一滴地做好每一工作細節的嚴謹學術態度，吸引著我與他合作進行了一些科學研究項目。記得有一次我跟他說：「科學要到哪輩子才能證明得了氣和神，科學這麼有限。」

　　他的回答使我終身難忘：「碧松啊，氣功、道家的內丹修煉是用自己的身體做為探測儀器來瞭解世界的真相，是一種高文明層次的探索。而科學家也是在探索，在修煉啊！我們也發願要認識世界的真相（真理），只是我們的方式是很慢的、一步一步的、實證的、理性的，發現一點，記錄一點，承認一點，再用儀器反覆驗證，再承認一點，再發現新的，再創造新的儀器，然後否定、修正以前的問題。真正的科學就是這樣不斷地再驗證、再否定，一步一步艱苦地向前推進。這種修煉也是一步一腳印，並且是前仆後繼地，是一代又一代科學家的艱苦修煉。現在我們的修煉總算有一些希望了，我們也能從理性的角度，比較接近和理解你們幾千年艱苦氣功修煉所體悟到的那種真實了。比如說，我們現在討論的電磁波、駐波、耗散結構等等，以及大量對經絡觀察測試的結果，不但發現了古人對經絡描述的真實性，而且也觀察到經絡循行會因疾病而改變的特點，這則是古書沒有記載的。所以我們是殊途同歸，只是思維方式和驗證的方法不一樣而已。我們共同之處是：氣功要靜心，透過入定來開啟智慧；而我們的工作也容不得半點的浮躁，既要有勇氣，也得有定力。」

　　我清清楚楚地記得他說這段話的時候，我們正坐在他在德國村莊那棟簡單又乾淨的小屋子裡，吃著他夫人平時省吃儉用後烹調給客人的盛餐，有那些從國內帶來的乾菜、筍乾以及自家院子種出來的長豆角，再加上白米飯。

　　就是過著這樣清貧節儉生活的他，歷經三十年的探索、試驗和研究，為我們展示了一個從東西方各自思維框架所產生的不同文明，以及在這種文明精神的支柱下所產生出來的不同文化、哲學、藝術和科學技術的來龍去脈的宏大畫面，還有多層次的比較。從他這本書中，我們真能品嘗出人類科學進步的足跡和艱辛，又能體味到古老的東方智慧：中醫之「道」，最終將與最新的科學技術聚首，而開啟一片新世界的曙光。於是，人類將隨著東西方文化與科學交融的和諧樂章，進入一個新的、靈性昇華的時代，在光中躍遷，在光中進化，在光中永生。

2008年12月於北京

針灸經絡研究的革命性進展

推薦序4

趙保路

中國科學院生物物理研究所教授

中醫中藥是中國幾千年醫學經驗的總結，是中國歷史的結晶。幾千年來，中醫中藥為無以勝計的人解除了病痛，帶來了健康。

針灸和經絡是中醫中藥的重要組成部分。一根細細的銀針就可以治療各種疾病，為病人解除各種痛苦。令西方人不可思議的是，頭痛不一定針灸頭部，腳痛也不一定針灸腳部。同一種病，不同患者所針灸的部位可以不同；同一個人、同一種病，在不同時間看醫生，針灸部位也不同。這都取決於醫生對病人的望、聞、問、切和辨症施治。

由於針灸的有效性，近百年前，中外科學工作者和醫學工作者開始了對針灸機理和經絡結構的研究。但是，無論是中國學者或西方學者，不論是採用多麼先進的技術，都沒能找到經絡的結構。這簡直成了「千古之謎」和科學的難題，也是對現代科學的巨大挑戰。

張長琳教授經過十幾年的堅忍不拔和不懈的努力，對此一難題進行了深入的研究和大量實驗，在總結前人工作的基礎上，提出針灸經絡與在體內電磁波形成的一種「駐波的耗散結構」密切相關。這就解決了過去人們一直無法找到答案的經絡結構問題，原來經絡並不是像人們所想像的，是一種類似血管、淋巴、神經纖維那樣的靜態結構，而是一種動態的駐波結構，或一種能量場強的分布。

這是中醫針灸經絡的革命性進展，為針灸經絡的研究開啟了新的方向，必將對針灸研究產生不可估量的影響。這是張長琳教授站在科學巨人搭成的人梯上所摘取的珠寶：他曾在中國遍訪中醫和經絡研究的前輩，也不懈地求教於德、美、俄等西方國家研究經絡的大師們。他還在倫敦大英圖書館整整花了半年時間，閱讀相關書籍資料，收集世界各國有關針灸和經絡研究的文獻。

在這本書中，張長琳教授用具象的語言和淺顯易懂的方式，由簡到繁、由淺入深地解釋了與經絡有關的電磁駐波的耗散結構特點，只要是具備高中文化水準的人都可以理解。因此，這本書將會對中醫針灸經絡的普及與推廣發揮重要的作用。

張長琳教授知識淵博，本書所涉及的生物物理、哲學、歷史和宗教等內容，他都有獨到的觀點和透澈的分析，使人讀了有茅塞頓開之感。我相信，所有讀者也一定能從本書獲益匪淺。

東西方醫學的重新交會

推薦序5

漢斯-約翰・哈恩（Hans-Joachim Hahn）
德國「教授論壇」（Professorenforum）創建人和召集人

　　在這本書中，張長琳教授為我們打開了兩扇大門。一扇大門是讓人們從現代科學的角度來理解古老的東方醫學，尤其是中醫；同時也為西方世界打開了一扇大門，使他們能從自然主義和還原論思維方式的牢籠中解放出來。那種思維方式，使他們把活生生的人還原成「消費的機器」和「生物化學的機械」，同時把病人還原成「醫生的客源、貨源」和「可拆卸可裝配的裝置」。

　　身為一位生物物理學家，張長琳教授讓我們睜開眼睛、張大耳朵，看到了世界上那看不見的一部分，聽到了聽不見的聲音。然而，長期以來，野心勃勃的人們為了能有效地控制這個世界、征服這個世界，竭盡全力地把所有這些看不見的、聽不見的，統統從我們的知識領域中排除出去，甚至想從真實世界中排除出去。

　　在過去上百年的科學發展中，這個世界的創造者已經被拋棄了。然而極有可能，科學的進一步發展又會使我們重新找到他。正如德國的物理學家，原子物理學的奠基人之一，也是「測不準原理」的發現人維爾納・海森堡（Werner Heisenberg, 1901-1976）所說：「滿杯的第一口是無神論，而上帝卻在杯底等著我們。」

　　看來，科學的進一步發展更靠近東方的中醫了；但同時也更靠近西方醫學的最初根源，也就是把身、心、靈三者視為一個不可分割的整體。

推薦序6 **聆聽身體的聲音**
哈特姆特・卡普太納（Hartmut Kapteina）
德國席根大學（Universität Siegen）音樂教育和音樂醫學教授

約翰・拜倫特（Joachim Berendt）是德國著名的音樂研究科學家和思想家，他在《這個世界就是聲音》（ *The World Is Sound: Nada Brahma and The Third Ear: On Listening to the World* ）一書中，描述了一位禪宗大師上課的情景。這位大師問他的弟子：「當你把你的發聲器官和感覺器官都關掉時，你能聽到什麼？」坐禪是一種修練，也是一種學習，學會如何排除外界的干擾，從而聽到內在的聲音。這麼一來，他就會步入一個新的世界。在這個世界中也有許多不同的層次：在第一層中，他聽到自己的呼吸聲、心跳聲、肌肉和骨骼的嘎嘎聲；如果他能再關掉這一層，就會進入更深的一層……，這樣一層又一層，最後他就會聽到分子和原子不斷振動的聲音。

著名的法國耳鼻喉科專家阿爾夫・托馬迪斯（Alfed Tomatis）畢生研究聽覺的奧祕，他用「生命的叮噹聲」來描寫這種現象。由於耳毛的厚度甚至可小於大分子的半徑，所以它透過直接感受分子水準的振動，從聲波中（也就是從空氣分子的振動中）擷取資訊。

有一次，有個印度老婦人應邀參加一場心理學大會，講述她的治療經驗。她用這樣的方式來介紹她的工作，她說：「如果我用我們老祖宗的語言來講述和理解我的治療方法，那就要從妖怪、魔鬼、精靈……等等說起。對於你們這些無神論者來說，那就是巫術、迷信，是一派胡言。所以，我就用你們的語言，並請你們重新撿起那種已經被歐美科學界和醫學界扔掉的想像力。」接著，她開始講她的治療方法和理論基礎。「你們都知道，所有的物質都是由基本粒子組成的；而每一個粒子都按它的固有頻率在振動。如果你們用上你們的想像力，原子的每個固有頻率就會是一種聲音。然而，許多原子又組成了分子，於是這許多聲音又組成了一個小小的合唱團；而許多分子又組成了細胞，於是這些小小的合唱團又組成了一個大合唱團；而許多細胞又形成了組織、肌肉、器官等等，這麼一來，所有的原子、分子、細胞、組織、器官等等，又組成了一個更龐大的樂團，演奏著極為複雜的交響樂。而人的精神、感覺、欲望、野心和抱負等等又形成了不同的力量，從而維持這種音樂的和諧以及不同旋律之間的合作。如果一個人生了病，這種合作就受到了干擾。於是，這個體內的音樂就會失去旋律與和諧。在我們的文化中，傳統的印度醫生都已學會如何阻斷自己的某些外在感覺，而專心於捕捉有機體內的聲音，就如專心傾聽一個交響樂團的演奏一樣。當他能學會聽到病人體內的聲音時，就能聽出這種音樂已經受到了嚴重的干擾，走了調、畸變了，甚至可以感受患者的病痛。當然，他也學會了如何用草藥、用歌聲、用舞蹈、用瑜伽等等方式，把病人從干擾中解脫出

來，重新恢復和諧的音樂。」

本書作者張長琳教授，是中國杭州和德國席根大學的生物物理學家。他既受過極為嚴格的西方科學訓練，尤其是數學、物理、化學和生物；又非常熟悉這根植於幾千年文化的東方傳統醫學。所以，他在這本名為《人體的彩虹》一書中，終結了整整一個時代：在那個時代中，前面說到的那個禪宗大師和那位印度老婦人的故事，都曾被視為神祕主義者的經驗而遭人不屑一顧。

就像那位印度老婦人一樣，張長琳教授也是從最簡單的物理學事實說起，一步又一步地讓讀者看到人類生活中越來越複雜的層面，從而把現代物理學、化學和生物學的成果，與中國、印度等古老醫學中的經驗聯繫起來，並建立了一個天人相應的整體世界觀，同時也為中國的針灸和德國的順勢療法找到了科學的基礎。

最近，我有個同事參加了一場心理學的研討會，討論人類的存在、精神和身體的起源等等問題。她詳細描述了會議中兩派意見激烈爭論的情景──兩種思維方式的強烈衝突。聽完後，我告訴她，我已讀完了《人體的彩虹》這本書的手稿，所以對她所描述的身體與靈的巨大分裂已不再感到恐懼，因為我對於人類的存在已經有了完全不同的觀點。

從這樣的觀點來看，所有以物質形式的存在無非都是一種複雜的、編織在一起的波動形式，也包括我們所說的基本粒子和基本粒子的振動；而我們所有的思想、感覺和行動等，也不過是這種複雜振動的表現形式。於是，軀幹和精神、身體和靈魂、這個世界和下一個世界、生命和死亡、死亡和復活，以及許許多多主宰著我們生活但又困惑著我們的問題，不再成為不可調和的矛盾和衝突。它們都是同樣的振動和波，只不過是在不同的場合和不同情景下的表現，它們有如永不停止的波濤和美麗的樂章，不斷地形成駐波和耗散。

張長琳教授的工作是從現代科學的基礎開始，然後一步一步地向前邁進，生動地描述了科學發展的進展和成果；同時，他也揭示了此一進展過程中，科學家所經受的種種磨難、煩惱、失落和迷惘。其中一種嚴重的失落和迷惘就是：現代物理學中關於空間、時間和物質的知識，其他自然科學家（尤其是醫學、心理學和社會學家）未能真正認識。他也發現，現代物理學的許多尖端進展，跟某些古文明中的看法和記載之間的關聯；即便是歐洲古文明也有這樣的關聯。例如，您會驚訝地發現在《聖經》第一章中，上帝最先創造的是「光」，很久以後才又創造出了太陽和星球。而我們一般都認為，只有太陽和星球才是光源。也許，正是這個「光」啟動了「宇宙大爆炸」，而這個拱形的波就界定了我們宇宙的秩序，由於這種秩序和能量的效

應才產生了「可以看得見的彩虹」？其實，早在「光」的產生之前，就有「神說」這個聲學事件。極有可能這個聲學事件導致了「宇宙大爆炸」，而此一聲音直到今天還在振動，印度的神祕主義者稱它為「Shiva」，佛教把它說成是「Nada Brahma」（宇宙之聲）？也就是說，這個創世的聲音至今還在受造的每個民族心中迴響著。同樣的，從此一拱形的波和拱形的光，又創造出「聽不見的音樂」和「看不見的彩虹」。從這本富有探索精神的書中，您就可以聽到和看到它們。

序曲：生命之歌

虹必現在雲彩中，我看見，就要紀念我與地上各樣有血肉的活物所立的永約。

《創世記》9：16

　　如果我們有孫悟空那樣的火眼金睛，能直接看到無線電波、微波、紅外線、紫外線、X射線、γ射線等等，那麼又會看到一個怎樣的世界呢？尤其是，如果這樣的火眼金睛還可以濾去由分子組成的物質，那麼這個相當精神化的電磁場和電磁波世界又會是怎樣的呢？如果能有這樣的火眼金睛來看人體，那麼在這個「照妖鏡」之下，人體的「本相」又會是怎樣的呢？

火眼金睛才能看到的世界

　　現在假定有了這樣的火眼金睛，會看到完全不同的世界，那是凡胎肉眼所不能見，卻已被現代科學所充分認識到的世界。

　　假定能看到紅外線，就可以像紅外線夜視鏡那樣，在漆黑的夜裡看到人在走動。如果還能看到紫外線、微波、無線電波等等，那麼在黑夜裡看到的人體，就不像夜視鏡中的圖像那樣單調，而是五彩繽紛，比肉眼在白天所看到的還要多姿多彩、姹紫嫣紅。不過，這種用火眼金睛看到的人體「本相」，與凡胎肉眼天天看到的「表相」，大不相同。

　　在馬路上看到的人群，再也不是用各種時髦服裝包裝起來的人群，而是一種半透明的、有光環包圍、有點模糊、似真似幻、虛無縹緲的人影，飄飄然然地在馬路上來來往往。人的皮膚就像包圍著身體的玻璃邊界，因此可以看到裡面的骨骼、肌肉、血管和神經等，但它們也都好像是由玻璃做成的。

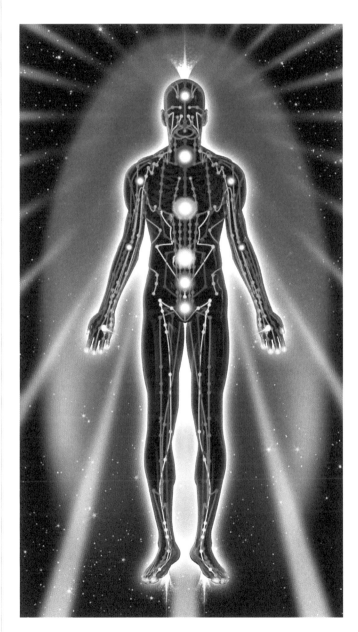

這種半透明的人體五光十色、色彩斑斕，同時每個人都被一團彩色的輝光包圍著。這種輝光有點像佛家所說的佛光，或者像是其他宗教所描寫的聖人頭上的光環。只不過，即使不是聖人，而是凡人，甚至是惡人，也有這樣的輝光。當然，輝光的大小、亮度、密度、顏色、形狀等等就大不一樣了。這與每個人的生理狀態、病理狀態、心理狀態都有密切的關係。能夠看到這種輝光，不但大大有利於醫生和心理學家的診斷，也許對於警員辦案也能派上用場。

如果再細看這樣的人體，不但可以看到透明的骨骼、肌肉、血管和神經等等，在人體的中軸線上還可看到七個明亮的光亮點，有如聚焦的光線，這就是印度醫學中所說的「脈輪」（chakra），分別對應中醫所說的「印堂、天突、膻中、神闕、氣海、關元、曲骨」等七個穴位。這種脈輪的大小、顏色、明亮程度都不一，

其中最大也最明亮的三個脈輪，在中醫學的文獻中分別稱為「上丹田」、「中丹田」和「下丹田」，因為這些脈輪是在體內而不是在體表，因此中醫又稱為蓄氣之處。

除了中軸線上的七個大脈輪之外，還可以在肩膀、肘部、膝內、手指尖和腳趾尖等多處，看到許多大小不一的光輪，也就是許許多多的「小丹田」。

在透明的人體內，不但可以看到邊界清晰的透明骨骼、肌肉、血管和神經管道，還可以看到許多邊界模糊的明亮彩色線條。同時，我們會驚訝地發現，這些明亮的彩色線條所編織成的一張網絡系統，與中醫所描述的經絡系統有許多重疊之處。

如果再仔細觀察這些大小不一的光輪，以及這些邊界不甚清晰，卻比較明亮的彩色線條，就會發現其亮度和色彩都在不停變化，就像大型音樂會上那些隨著音樂而不斷變幻的彩色燈光。如果每刻、每時、每天、每月、每年進行長期的耐心觀察和記錄，還可以進一步觀察到，這些光輪和線條的亮度與色彩還會呈現長週期的變化，包括「時週期」、「日週期」、「月週期」和「年週期」等等，均會對應到中醫書所說的「子午流注」，即現代科學所說的「生物時鐘」（biological clocks）或「生物節律」（biological rhythms）。

如果更進一步觀察人體內這些明亮的彩色線條與四周輝光的關係，還會發現這內外兩個系統之間有五個主要的連接口。第一個是在人的頭頂，相當於中醫文獻上的「百會穴」；另兩個在兩手的掌心，相當於中醫的「勞宮穴」；還有兩個是在腳底心，相當於中醫的「湧泉穴」。由於這五個主要的連接口分別在人體的頭頂心、手心及腳底心，因此又被稱為「五心」。除了這五個主要的連接口之外，在十個指尖和十個腳趾上，也有與外界的連接口。

　　仔細觀察這些連接口，會發現原來這些連接口相當美麗，就像是美麗的煙火、彩色的噴泉、五彩的火山和太陽的日冕。

　　用這樣的火眼金睛去觀看各種動物、植物、真菌和細菌，會看到所有的生物都具有這種美麗輝光，或稱為「佛光」；還會看到所有的生物體內，都有這些被稱為「丹田」的脈輪。此外，在所有的生物體內，還可以看到邊界不甚清晰，卻比較明亮的彩色線條，如果我們大膽一點，也可以把這些彩色線條稱為動物、植物、真菌和細菌的「經絡系統」。同樣的，也會在這些經絡系統邊界上找到許多連接口，是這些生物體與圍繞著它們的輝光，甚至是與整個宇宙能量的連接口和交換口。其實，不單是生物體，連許多無生命的物體，例如手機、無線電台、電視台等等，都在發出這些凡胎肉眼所看不見的光，一種看不見的彩虹。

　　用現代科學的語言來說，這些凡胎肉眼所看不見的彩色光線，都被稱為電磁波；而人類肉眼所能看到的光線，只是電磁波中非常小的一部分，用物理學的語言來描述，我們只能看到波長從300奈米到700奈米之間的電磁波，又稱「可見光」的狹小波段，還不到1%；其他那些肉眼看不見的電磁波段，即那看不見的99%，則分別被稱為「無線電波」、「微波」、「紅外線」、「紫外線」、「X射線」、「γ射線」……。簡言之，面對這廣大的電磁波世界，我們人類簡直是瞎子。

　　這些波總是不停地向前飛跑。然而在特定的條件下，又可以形成相對穩定的「駐波」（standing wave）。這種駐波是一種動態結構，需要不斷的能量供應才能存在，也就是說要不停地耗散能量，所以這種動態結構又稱為「耗散結構」（dissipative structure）。因此在某種程度上來說，古印度醫學發現的「脈輪系統」和古中醫發

現的「經絡系統」，與這種肉眼看不見的「電磁場耗散結構」有一定的對應關係。至於那些既沒有現代科學知識，又沒有現代測量儀器的古人，如何能發現這種肉眼看不見的電磁場結構，至今仍是一個令人驚訝的難解之謎。

六耳獼猴才能聽到的音樂

與眼睛的有限性一樣，人的耳朵更是有限，只能聽到20赫茲到20,000赫茲的所謂「聲波」，低於20赫茲的聲波我們就聽不見了，這些聲波被稱為「次聲波」；而高於20,000赫茲的「超聲波」，我們也聽不見。更糟的是，對於廣大豐富的電磁波來說，我們不但幾乎是瞎子，而且是完完全全的聾子。

所以，如果我們不僅能像孫悟空那樣，有能夠看到所有電磁波段的火眼金睛，而且還像《西遊記》中的六耳獼猴那樣，擁有能夠諦聽全部電磁波的「順風耳」，那麼就會發現，前面所說的那個看不見的世界中還充滿了豐富的音樂。擁有這樣的順風耳，就能充分欣賞人體內所發出來的美妙音樂。

當然，這種音樂也緊隨著人的心情而變化。當人健康且心情平靜時，你聽到的人體旋律類似民間音樂和古典音樂；反之，當人激動或憤憤不平的時候，聽到的是激勵人心的軍樂聲和扣人心弦的軍號聲。當人昏昏欲睡時，你會聽到輕軟柔和的催眠曲；而當人在苦惱、無奈或絕望中掙扎時，你會聽到像現代歌星那種聲嘶力竭的嚎叫聲。

如果擁有這樣的順風耳，不僅可以聽到人體內的這些電磁波音樂，也能聽到所有生物體內的電磁波音樂。同時可以不用透過收音機或電視機，而是直接聽到電台所播放的音樂和聲音。此外，還可

以聽到整個世界和整個宇宙都充滿了電磁波的音樂，就如一部巨大的交響樂。

如上文所述，古人早已從直覺以及從無數代人的經驗中窺知了這種「看不見的彩虹」和「聽不見的音樂」，並且用很原始的語言進行了一些描述。然而，現代科學發現，這種看不見的彩虹和聽不見的音樂比古人所描述的要豐富得多，也美麗得多。當一個人的身心都非常健康時，身體內的這種聽不見的音樂會奏出最美好、最和諧的交響樂。

然而，用嚴格的科學方法來重新測度這「看不見的彩虹」和「聽不見的音樂」，並證實它們的存在，卻是極為艱苦的工作。因為這遠遠超過了人類有限的感官能力，甚至超過了我們的想像能力。所以，在本書一開頭，我用了一個假想實驗或想像實驗（thought experiment），設想一群盲人世界的科學家在研究彩虹時所面臨的困難，以便理解這種科學探索的難度。

第一部

盲人世界

第一章：重評盲人摸象

譬如有王，告一大臣：「汝牽一象，以示盲者。」爾時大臣受王敕已，多集眾盲以象示之。時彼眾盲各以手觸，大臣即還而白王言：「臣已示竟。」爾時大王即呼眾盲，各各問言：「汝見象耶？」眾盲各言：「我已得見。」王言：「象為何類？」其觸牙者，即言象形如萊茯根；其觸耳者，言象如箕；其觸頭者，言象如石；其觸鼻者，言象如杵；其觸腳者，言象如木臼；其觸脊者，言象如床；其觸腹者，言象如甕；其觸尾者，言象如繩。

《大般涅槃經·卷30》

「盲人摸象」是古老的故事，以許多不同版本在世界各國流傳。但共同之處，都是用來取笑瞎子的無知。其實，這是很不公平的。因為這些盲人的認真態度，就與歷史上最認真的科學家一樣，都只能根據自己的實驗結果，提出最可能的假說或理論，再進一步實驗，腳踏實地步步驗證，勇敢面對錯誤，不斷修改，甚至推翻自己的假說和理論。事實上，在前沿領域從事基礎研究的科學家，與這些盲人何其相似，甚至更為艱難。

為了幫助大家理解，在前沿領域從事基礎研究的科學家經常會遇到一些什麼樣的困難，我就在這裡把盲人摸象的故事一步一步地擴展。事實上，這就是物理學上常說的「想像實驗」。同時，也請讀者能充分認真和耐心地與我們一起做這樣的實驗，並且牢記在心，因為這對於理解全書是非常重要的思想準備。

盲人摸象的第一步擴寫

首先假定：在這個世界上有一個盲人世界，所有的人，包括他們

的祖祖輩輩，都是盲人。不過，除了在視覺這一點上與我們不一樣之外，其他方面都完全一樣。並且與我們這個世界一樣，也有許許多多傑出的科學家，都在孜孜不倦地追求真理。

同時，再假定那個世界的大象比我們這個世界的大象還要大一點，就說像一幢大樓吧！當然，大象也是第一次來到那個世界，所以自然成了頭條新聞和科學研究的熱門對象。

接著再進一步假定，在那個世界裡有三個傑出的研究團隊對大象進行科學研究。這三個研究團隊的領頭科學家分別是著名的A教授、B教授和C教授。由於這三位教授和他們的成員有不同的專業訓練背景，所以就從不同的角度對同一隻大象進行研究，並根據不同的實驗結果，對同一隻大象的外形提出了不同的「假說」、「模型」、「解釋」和「理論」。

以A教授為首的研究團隊是從大象的牙開始研究，做了大量的精密測量，又對實驗資料做了精細的計算，再從理論上和哲學上對這問題做了反覆的討論，最後他們提出了著名的「胡蘿蔔假說」，或稱「胡蘿蔔模型」、「胡蘿蔔理論」。他們認為大象就像一條巨大的胡蘿蔔，並根據胡蘿蔔理論大膽預言，在大象的上部應該還能找到胡蘿蔔的葉片。所以，可以想像當他們摸到大象耳朵時有多麼激動，因為這就是科學預言的有力驗證及光輝理論的可靠證明。我們也可以想像，如果那個世界也有諾貝爾獎，A教授的研究團隊應是受之無愧的。

幾乎在同時，B教授的研究團隊則是從大象的腿開始研究。他們發現，大象好像是一株大樹的樹幹，所以他們首先提出了「大樹模型」或「大樹理論」。然而在研究過程中，他們很快就摸到了另一條腿。於是根據最新的實驗結果，他們對大樹理論進行了修改，提

出了新理論，稱之為「樹林理論」，或稱為「廣義大樹理論」，在特殊的情況下就退縮成了「狹義樹林理論」或「大樹理論」。我們也可以想像，當他們發現了第三條腿時，全組的成員會有多麼激動，因為這個實驗結果是理論的光輝驗證。

C教授是B教授的早期學生，也是最傑出的一位學生。從導師提出的「樹林理論」或稱為「廣義大樹理論」出發，對這如同四根柱子般的東西進行了詳細測量。經過長期研究，他的研究團隊發現，柱子一共只有四根，再也找不到第五根了。他們還發現，這四根柱子正好在一個矩形的四個頂角上。更重要的是，他們又發現，這四根柱子之間的溫度與外面不一樣，似乎有什麼東西可以遮罩從上面來的溫度干擾（請注意，他們沒有用太陽一詞，因為他們從來就沒有見過太陽）。所以根據最新的實驗結果，他們大膽修改了樹林理論，提出了令人吃驚的「大桌子理論」。

為了驗證大桌子理論，他們自行設計了一台精密的大型儀器：一架超長的梯子。我們不難想像，當他們終於爬上大桌子的頂部（當然，就是大象的背上）時，有多麼興奮和激動，因為這是光輝理論的決定性驗證。

面對這種局面，在他們的世界應該會出現誰最有資格獲得諾貝爾獎的爭論。也許最好的解決方法，還是由這三位教授一起共同獲得這項殊榮。

我們也相信，隨著那個世界的科學更進一步發展後，也會逐漸意識到所提出的各種不同理論都只是「狹義理論」，只適用於一些特殊的情況。透過長期的科學研究，召開了無數次學術會議，進行了無數次認真的討論、爭論、辯論，甚至是吵架。如果運氣好，那麼他們就有可能建立一個「廣義理論」或稱為「統一理論」。廣義理

論會包含所有的狹義理論，當然具有極好的實驗重複性。也只有到這個時候，那個盲人世界的科學家所認識到的大象，就與我們所看到的大象相差不遠了。

然而值得注意的是，我們只用眼睛一瞟就得到的結果，卻花了盲人科學家幾個世代的努力。

不管怎樣，幾十年以後，這個統一理論終於寫進了他們的各級教科書，成了正統的理論。他們的後代再也不用苦苦地去研究大象的形狀，只要認真從老師那兒學習就是了。然後，再以科學權威的姿態把這個知識傳授給自己的學生。

不過請注意，我們強調了「如果他們運氣好」，也就是說，如果這隻大象只是一個有限的客體，並且不太大，他們最後就有可能得到一個統一的、終極的理論。可是，如果他們不那麼走運，也就是說那隻大象可能大到像一個地球，大到像太陽系或大到像銀河系，那麼這些可憐的盲人科學家又會遭遇到什麼樣的局面呢？他們還有可能得到統一的、終極的理論嗎？

所以想建立一個無限客體的「統一理論」，可能只是非常美麗，卻是相當天真的理想。

第二步擴寫：盲人科學家認識彩虹

事實上，真正從事基礎理論研究的科學家所面對的困難，往往比盲人摸象困難得多，困難程度就像「盲人科學家研究彩虹」一樣。

為此，我們還要進一步擴寫盲人摸象的故事，從而想一想並試著體會一下盲人科學家研究彩虹的難度有多大。因為若能體會到那個世界的盲人科學家研究彩虹所面臨的困難和艱辛，也就比較容易理解我們這個世界的前沿科學家所面臨的諸般困難和艱辛了。

就如前面所假定的那樣，在那個盲人世界的所有人（包括他們的祖祖輩輩）都是盲人。所以那個世界裡沒有任何形容光線或色彩的用語，沒有「紅、橙、黃、綠、藍、靛、紫」，也沒有「亮、暗、黑」等詞，因為在那個盲人世界裡根本就沒有這些概念，祖祖輩輩都沒有。

但也如前面所假定的那樣，在那個盲人世界裡有許許多多傑出的科學家，都在孜孜不倦地追求真理。

在這樣的前提下，先問第一個問題：那個世界的科學家能不能像我們一樣，知道彩虹是如此的五彩繽紛？

如果你認為「能」，那麼再問你一個問題：那個世界的科學家能不能不用任何與顏色有關的名詞，來向那個世界的朋友們描述彩虹有多麼美麗？當然，這是一項相當艱難的工作，事實上，這也就是本書的任務。

我想，至少我相信，可能你也相信，那個盲人世界的科學家遲早會知道，他們所在的那個世界並不是一片漆黑，而是充滿了陽光，並且是五彩繽紛的。就像這個世界的科學家能夠認識到X射線、紫外線、紅外線、微波、無線電波一樣。當然，要他們認識到彩虹的顏色，就不像這個世界那樣簡單了。這種簡單的小事，我們這個世界的每個小孩很快就能學會。但在那個世界裡，卻是只有最優秀的科學家才會關心的大事，而且還是大而又大、玄之又玄的事，沒有點哲學頭腦，大概想都不敢想。事實上，在那個世界裡，單單要認識到彩虹的存在，就不知要花費他們多少代哲學家和思想家的冥思苦想，不知需要多少代科學家的精細觀察、大量的實驗，以及極為高深和複雜數學的運算。

如果他們住在北半球，首先會觀察到南牆的溫度通常比北牆要

高；而且早上時，東牆的溫度比西牆高，但到了下午，則是西牆溫度比東牆高。同時他們還會注意到，這種溫度的差異通常與氣候又有關係：一般來說，若是下雨天，這種溫差就消失了。不過，不下雨時，這種溫度差異也未必一定存在。

他們還注意到，當牆上出現這種溫差時，人體也可在某些地方感覺到這種溫差。而且這種溫差只出現在室外，不出現在室內，顯然屋頂和牆壁可以很有效地遮罩這種未知因素。

除了自身的主觀感覺和客觀的溫度測定之外，他們還注意到，動物和植物也會對某些未知因素產生各種各樣的反應。長此以往，一年又一年，一代又一代，他們會越來越感覺到，在那個世界的確存在著一種抓不住、摸不著、聽不見、聞不到的未知東西。根據各人不同的專業背景、不同的愛好及不同的想像力，他們給這種未知的東西取了不同的名字。有人稱它為「鬼」，有人稱它為「幽靈」，有人稱它為「氣」，有人稱它為「能量」，眾說紛紜，莫衷一是。

就像我們這個世界的科學家一樣，那個世界的科學家也不喜歡不加思考地人云亦云，而是崇尚獨立的理性思維。同時，也像這個世界的科學家一樣，他們不相信主觀的感覺，而是相信客觀的儀器測量。所以就發展了許多精密的儀器，對這種未知因素進行了各種各樣的定性探測和定量測定。另一些長於理論的科學家，又對這些實驗資料進行各種各樣的計算和分析，然後提出了不同的「模型」、「假說」、「理論」和「數學式」。

接著，又有許多科學家接棒做進一步實驗，以便「證實」這些「模型」、「假說」、「理論」和「數學式」，或是對它們做「證偽」的考驗。在這個過程中，有些被淘汰，有些被修改，有些則得到進一步發展，成為更廣義的理論。

　　經過幾十年或幾百年，甚至是上千年的艱苦探索及無數的實驗觀察，也經歷了無數次的學術討論和爭論，召開了無數次的國際性學術會議，那個盲人世界的科學家們也會與這個世界的科學家一樣，最終認識到電磁波的存在。當然他們也會針對不同地方、不同波長電磁波的分布進行測量。透過這樣大量的科學研究工作，他們也必定會認識到，他們所在的那個世界也是五彩繽紛的，儘管他們根本看不到。

　　基於這樣的科學認識，他們會寫出厚厚的教科書，書名也許就叫《色彩學》。不過這可不是一本輕鬆的藝術性讀物或繪畫教本，而是充滿了複雜難懂的實驗報告和艱深的數學公式。其難度可與當今的「廣義相對論」或「量子場論」相比。所以只有具有很強抽象思維能力的最優秀學生，才能學懂這門知識。

　　當然，這種知識也不應永遠成為象牙塔中的東西。所以如何向盲人世界的廣大民眾說明他們那個世界原來是非常美麗的，也是那個世界科學家的另一個重要任務。簡單來說，他們也要努力寫一些科普書籍，就像你手上的這本書一樣。說實在的，這還真不是件容易的工作，首先你不能使用數學公式，同時還要盡量避免使用科學術語；然而最最困難的，還是無法使用「紅、橙、黃、綠、藍、靛、紫」等名詞來描寫彩虹的美麗。你可以設身處地想想，這有多困難。

　　因此，在這種科普書中就不得不用上許多比喻，以便幫助盲人世界的外行們想像，甚至來感受那個世界的五彩繽紛。事實上，為了描寫我們這個世界裡無法用肉眼看到的東西，我們的科學家也發明了許許多多我們的祖輩沒有用過的新名詞，例如原子、電子、夸克等等新名詞。同樣的，那個世界的科學家也會發明一些新名詞來描

寫這個電磁波的世界，如果碰巧，他們也使用「光」這個名詞來描寫波長400到700奈米的電磁波，並用名詞「紫」來描寫波長400到450奈米的電磁波，用名詞「紅」來描寫波長650奈米到700奈米的電磁波……。那麼，他們描寫的色彩世界就與我們相距不遠了。當然，他們對這個彩色世界的直接感受比我們還是差多了。

像這樣改寫盲人摸象，彷彿有點離譜了。但事實上，我們這個世界的科學家就是經歷了這樣一個艱苦的過程，才發現了看不見、摸不著、聽不見的電磁波世界，其難度絕不亞於盲人世界的科學家認識彩虹，或聾人世界的科學家認識音樂。

第三步擴寫：盲人科學家研究老鼠

身為前沿基礎理論研究的科學家，不但會遇到人類感官能力的限制，還會遇到人類語言的限制，甚至遇到人類思維能力的限制。為了能更好理解人類的有限性，我們把盲人摸象的故事逐步發展成「盲人科學家研究大象」、「盲人科學家研究彩虹」，再發展到「盲人科學家研究聰明的老鼠」………，以便幫助讀者能系統性地理解那些在前沿科學領域工作的科學家所面對的艱難處境。

當然，還是從已經熟悉的盲人世界開始。假設某一天，有個盲人先生碰巧摸到了一隻老鼠。他大吃一驚，並把這件事告訴好友，還想讓朋友也來摸摸這隻奇怪的動物。我們可以想像，這多半不會成功，因為別人太難重複他的經驗了。用現代科學的術語來說，實驗的「可重複性」實在是太差了。

這時，他的朋友又會怎麼想呢？他們可能會想，這個可憐的傢伙大概是見鬼了，要不就是做了什麼惡夢或出了什麼幻覺。當然，也有人會想，這傢伙是否在惡作劇，想騙他們，尋他們開心而已。

　　我們也可以想見這個可憐的傢伙絕對提不出有力的「科學證據」來證明他的清白，除非他能發明一台新儀器，去抓隻老鼠過來讓朋友摸個夠。當然，發明這樣的儀器可不是什麼簡單的事，可能要花上幾十年，甚至幾百年的時間。在這之前，沒有人證或物證能證明他是認真的，沒有人相信他的故事是真的。

　　不過，如果那個盲人世界的老鼠很多，那麼這個可憐的傢伙就可能不太會名聲掃地，因為不時會有其他人來重複相似的故事，所以這個摸過老鼠的可憐傢伙，多少還有一些同病相憐的知音人。這種情況，跟我們這個世界神祕的「飛碟目睹事件」處境應該差不多。儘管誰也拿不出十分有力的客觀科學證據，但老是有人重複相似的故事或經驗。於是一些謹慎而開放的科學家，就以「不明飛行物」（Unidentified Flying Object）來稱之，簡稱為UFO。

　　同樣的，在那個世界裡也可能會有一些思想較開放又很謹慎的盲人科學家，會對這種神祕的動物進行認真思考。他們會坦白承認，這種不明動物已經不在已知的科學知識範圍之外。有些更勇敢的科學家，甚至會對這種不明動物進行深入且細緻的科學研究。不過這是件風險很大的工作，也許中間會有人取得重大突破；但更有可能的是，由於當時的技術水準和科學水準還遠不足以解決這樣的難題，所以這些熱中於研究不明動物的盲人科學家往往會成為科學的殉道者，在職業生涯中付出沉重的代價。

　　在他們無力認識老鼠這樣聰明靈活的動物之前，老鼠的存在就成了科學界一個懸而未決的問題。有的人會全然相信、很著迷；有的人則會認為老鼠純屬子虛烏有，是荒唐的胡說八道。不過，更多的盲人科學家則抱持謹慎的態度，把這種跑得很快的小動物稱為「不明逃跑物」（Unidentified Fleeing Object），簡稱為UFO，正巧與

我們這個世界一樣，都用上了同一縮寫。

也許經過幾十年甚至幾百年，經過一代又一代盲人科學家的不懈努力（包括成功的科學家和不幸的殉道者），終於打造出了一台高科技的「抓鼠儀器」。盲人世界的抓鼠儀器可能很大台，大到可與美國加州或歐洲日內瓦的高能加速器（High Energy Accelerator）相比，直徑長達幾公里。然而，這台高科技的抓鼠儀器確實很成功，幾乎能百分之百地逮到老鼠。用科學家的話來說，「實驗的重複性」是非常出色的，並且實驗報導也極為客觀。事實上，美國加州和歐洲日內瓦的高能加速器也形同一種抓鼠儀器，只是要抓的是那些看不見、摸不著的「老鼠」：基本粒子。

到了這時候，盲人世界中再也沒有人懷疑老鼠的客觀存在了，因為每個人都可以去摸摸這種奇怪的動物。同時，有關老鼠的知識也被寫進了教科書中，成了不容懷疑的科學道理。

從這個故事可以看出，問題並不是老鼠的存在與否，而是有多少人相信老鼠的存在。這就是科學！簡單地說，科學是一個民主系統，根據大多數人的意見來做決定，然而卻不一定代表真理。

第二章：唯物與唯心

當心理學沿著十九世紀物理學的概念發展時，物理學卻正朝著相反的方向發展。

史戴普（Henry Stapp，美國物理學家）
《精神、物質和量子力學》（*Mind, Matter and Quantum Mechanics*），1993

　　一般來說，整個社會的認知水準總是遠遠落後於當時科學界的認知水準。就算是在科學界內部，主流科學家的認知水準與前沿科學家的概念之間，也常常有相當大的差異。同樣的，不同學科之間的概念差別也很大。

　　那麼，什麼是十九世紀物理學的概念呢？十九世紀，唯物主義主導著整個物理學。按牛津辭典的解釋，唯物主義（materialism）一詞包括兩層意義：第一層是對世界本體論（ontology）的看法，即認為物質是世界的本源，並且只有物質才是唯一的存在。物質是與精神相對的概念，而傳統意義上的物質是有一定的重量並占有一定體積的東西。唯物主義的第二層意義是一種人生觀，指對財富、物欲以及肉體享受方面的追求。

　　唯物主義並不是十九世紀才出現，早在西元前的中國哲學界和古希臘哲學界就有了，例如戰國時代的墨子就是古代唯物論的代表人物之一。然而在漫長的歷史中，唯物主義並沒有成為一種主導的哲學思想。但是由於工業革命的巨大成功，以及物理學在工業革命所扮演的決定性角色，物理學中的許多概念都被神聖化了，變成了神聖且毋庸置疑的概念，這包括被十九世紀物理學所強化的唯物主義。經典力學中質點動力學的成功，以及十九世紀分子原子論的巨大成功，都證明了世界的本源是實實在在的剛體粒子，而虛無縹緲

的精神絕對不可能是世界的本源。如此一來，十九世紀物理學的概念，就使得長期以來處於邊緣地位的唯物主義，變成了整個世界的主流哲學思想。

另一方面，馬克思主義的大行其道，也進一步強化了唯物主義哲學在社會中的地位。馬克思主義的三大思想基礎是費爾巴哈（Ludwig Feuerbach，1804-1872）的唯物論、黑格爾（Georg Wilhelm Friedrich Hegel，1770-1831）的辯證法以及達爾文（Charles Darwin，1809-1882）的進化論。簡單來說，馬克思把黑格爾的辯證法中那最為本源的絕對精神換成了物質，並引進了達爾文學說中最核心的生存鬥爭思想，從而形成了一種相當有系統且非常強大的哲學體系，甚至成了一種強大的信仰系統和宗教系統。在這個哲學體系中，人的感情（包括愛和恨等等）都是由人的經濟地位所決定的，即由物質所決定的。也就是說，物質是第一性，而精神是第二性。事實上，這也是牛津大辭典上所說的唯物主義的第二層意義。

沒有人可以否認，馬克思主義在二十世紀的成功，在短短幾十年中就打下了半個地球。在整個人類的歷史中，只有西元六世紀時，穆罕默德的哲學思想曾經取得這樣巨大的軍事和政治上的成功。事實上，馬克思主義並不只在東方大行其道，同時也對西方產生了大震動和深遠的影響。即便是今天，物質和金錢仍然是人們所崇拜的最大偶像；也就是說，唯物主義的第二層意義還是整個市場經濟運作的指揮棒。

然而，早在二十世紀初，物理學本身已經產生了根本性的變革；事實上，唯物主義在物理學中早已過時了。從物理學的角度來看，唯物主義只是一種很淺薄的哲學思想。然而，也正因為其淺薄、眼

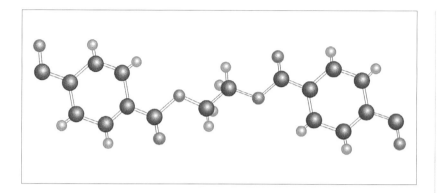

圖2-1 用彩球與棍子
組成的蔗糖分子結構
模型

見為憑的實用主義和那種金錢魔力的顯見性，才特別容易獲得廣大
無產者和勞動階層的理解和接受，從而在短時間內成了整個世界的
主流思潮，取得了巨大的成功。同時，透過兩百多年的系統教育，
在物理學中早已過時的唯物主義，卻已深深地影響了人們的思維方
式，甚至包括許多其他學科中大多數科學家的思維方式，無論是東
方或西方都一樣。例如，生物學家正努力地在用「球和棍子」所搭
起來的DNA模型中尋找生命的祕密，而心理學家也努力地在尋找
決定人們喜怒哀樂、愛恨情仇的分子基礎。甚至許多物理學家，還
在向中學生灌輸那種比較容易想像，卻早已過時的離散軌道原子模
型（見圖2-2第三圖1913年的模型，49頁）。

物質化的心理學和生物學

顯然，在一個唯物的世界觀中，絕對沒有靈魂、精神和生命的容
身之地。同時，在用「球和棍子」搭起來的分子和DNA模型中（見
圖2-1），也絕對不可能存在靈魂、精神和生命。現代的人們（包括
許多現代科學家）都認為這些虛無縹緲的東西，只是無知古人的冥
想，不值得一提。

　　但說來滑稽，在這個唯物主義統治的科學界中，還是有兩大學科至少在名義上是研究靈魂和生命的。

　　第一大學科是心理學。心理學（psychology）一詞源自希臘文psycho和logy這兩部分。psycho是指靈魂和精神，logy則是指知識和學問。所以從詞源上來說，心理學就是研究靈魂和精神的學問。同時，又如上所說，十九世紀的物理學完全否定了靈魂和精神的存在，因為當時沒有儀器可以測定，也沒有定量的數學公式來描述它們。在這樣的概念下，心理學這門學科還有存在必要嗎？因此從1950年代到1980年代，中國的大學裡乾脆取消了心理學這種「唯心主義」的學科。這樣一來，就與馬列主義的唯物主義世界觀相當一致了。

　　第二大學科是生物學。生物學（biology）一詞源自希臘文詞根「bio」，意思是「生命」。也就是說，生物學家的使命就是研究什麼是生命。近兩個世紀來，生物學從解剖學、組織學、細胞學到分子生物學，一層又一層沿著「化約論」（reductionism）的道路越走越精細；最後到了化約論底部，也就是到了分子等級。這時，除了一大堆用球和棍子搭起來的分子之外，沒有發現到什麼可以被稱為「生命」的東西。

　　那麼，現代生物學又如何看待生命這個問題呢？1937年諾貝爾醫學獎得主、維生素C的發現人、著名的生物化學家聖喬其（Albert von Szent-Gyorgyi，1893-1986）是當時生物學界的泰斗，1970年代在某次國際會議上，有人問他：「什麼是生命？」與會者也都在靜靜等他做一個重要、驚人的回答。他沉默了一會兒，然後握緊拳頭，往桌子上狠狠敲了一下，說：「這就是生命。」

　　事實上，在他的著作《生物學的有序性》中曾公開表明他的觀點。

他說：「並不存在所謂生命這種東西，因為從來就沒有人看到過它。所以，生命根本就不存在。」

但是，這樣一來，生物學的處境就很尷尬了。因為如果根本就沒有所謂「生命」這種東西，那麼又有什麼所謂「生命的學問」呢？或者說，生物學要不要改名成「死物學」呢？或許這就是為什麼生物學這個名詞用得越來越少，而用「基因工程」、「細胞工程」等等來代替了。這倒不失是一個體面的解決方法，因為從分子的角度來研究生物學早已不再是一種對生命科學的探索，而只是一種化學手段的技術應用了。

心理學先驅、精神分析學派的創派祖師爺佛洛伊德（Sigmund Freud，1856-1939）也是唯物主義者；他的概念對心理學的發展影響深遠。同時，與精神分析學派相對的實驗心理學，更是深受十九世紀物理學概念的影響，即唯物主義思想的影響。所以心理學家們一直努力尋找心理現象的物質基礎，即心理現象的神經學基礎和分子基礎。當然，心理現象必定與神經活動不可分割，也與激素的分泌有關。所以，激素分子和神經元必定是喜怒哀樂的表象。但是，激素分子和神經元中真的有喜怒哀樂，真的有愛恨情仇嗎？

近年來，有少數生物學家開始跳出剛體粒子的思維框架，開始討論「形態建成場」（morphogenetic field）和「生物場」（biofield）的概念。有的心理學家更開始面對靈界世界的存在，但這只是個開端而已，還停在哲學討論和推測的層面，離實驗性及定量的科學研究，還有一大段距離。

精神化的物理學

當然，這種「物質化」的生物學和心理學不能不讓人們感到失

望。那麼，物理學本身又是怎樣呢？

在一般民眾的心目中，物理學的研究對象更是死氣沉沉的物質世界，也就是毫無感情的粒子。事實上，不要說一般民眾，甚至在許多科學家（包括許多物理學家）的心目中，物理學研究的對象也就是這樣一個死氣沉沉的世界。

記得那是1995年，我在荷蘭芬羅（Venlo）小城參加一個國際會議，會議的東道主是「科學和醫療網」（Scientific and Medical Newtork/SMN），這是總部設在英國的一個跨學科組織，由科學家和醫生組成，主要討論醫學中的一些前沿問題。在那次會議上，有個法國的物理學家做了一個題目為「更精神化的物理學」的報告。從題目中就可以看出，這個物理學家也認為物理學只是研究死物質的世界。當然，這也不能怪法國人，中國人還乾脆把physics譯成「物理學」，也就是研究「物質世界的道理」，當然更沒有精神、生命和靈魂的置喙餘地。所以，這位法國物理學家認為我們應該建立一個更精神化的物理學。

在報告後的討論中，我說，其實現代物理學早已不像人們一般所認為的那樣物質化了。甚至可以說，它早已成了一門相當精神化的學科，只是人們沒有充分意識到這一點；或者說，甚至有點害怕面對這個現實。

比如說，如今人們每天都在談能量。尤其是西方人，動不動就喜歡用這個詞。可是到底有誰真的看到過能量這個鬼東西，誰能真的拿點能量來給我們看看。沒有！誰也沒有看到過能量，誰也不能把能量拿出來給你瞧瞧。

那麼，我們也完全可以把前面引用過的聖喬其的話，原封不動地搬過來，只是把「生命」改成「能量」就行了。於是就有：「並不

存在所謂能量這種東西，因為從來就沒有人看到過它。所以，能量根本就不存在。」

事實上，能量確實與生命、精神一樣，既看不見也摸不著。坦白說，要說出「能量」與「幽靈」之間的本質差別，還真是不容易。真要說有什麼差別，那就是已經有了表達能量運動的數學公式，而目前還沒有寫出表達幽靈運動的數學公式。當然，還有更漂亮的能量守恆定律，卻還沒有寫出幽靈的守恆定律出來。但是，誰能保證，今後就永遠寫不出來呢？

說得更徹底，物理學打從一開始就是一門相當精神化的學科。早期的物理學主要是天文學，天文學是研究天體的學問，例如太陽、地球、月亮、行星、恆星等等。在這些龐大的、死氣沉沉的剛體大球之中，好像不可能有什麼精神之類的東西。然而要是再細想，還是有某種像鬼魂、幽靈一樣的東西，把這些龐大的、死氣沉沉的剛體大球拉在一起。也同樣就是這種像鬼魂、像幽靈一樣的東西，把跳樓自殺的人從天上拉進了地獄。英國數學家暨科學家牛頓（Isaac Newton，1642-1727）把這種幽靈般的東西稱為「萬有引力」。萬有引力如今已寫進了所有的物理學教科書中，包括中學的物理學課本。所以，本書的讀者必定早已學過了萬有引力，同時也不覺得它是一種像鬼魂或幽靈一樣的東西。

然而，並不是所有的人都是像我們這樣的乖孩子，從不懷疑教科書上寫的東西。例如，英國著名的數學家暨物理學家克耳文勳爵（Lord William Thomson Kelvin，1824-1907）就曾公開懷疑萬有引力。他說，其實牛頓並沒有發現萬有引力這種東西，牛頓所發現的只是蘋果運動和天體運動之間的相似性。

這倒是一個絕妙的看法，因為這樣一來，就可以把萬有引力這種

鬼氣森森的東西趕出物理學的偉大聖殿。說不定，還可以把電磁場、電磁波等等鬼氣森森的東西，也統統趕出物理學的大門之外，從而使物理學徹底唯物化。不過要是真的沒有萬有引力，也沒有電磁場等鬼氣森森的東西，物理學還像物理學嗎？

同樣的，我們前面討論過的那個盲人世界的科學家也會遇到相似的問題。當有些盲人科學家透過對室內外溫度變化的規律中推測出有光的存在時，「光」這種東西的可靠性，就跟萬有引力、生命或幽靈一樣，因為從來就沒有一個盲人曾經摸到過光、聽到過光、嘗到過光，或嗅聞到光。

總的來說，萬有引力、能量和生命、精神、幽靈的真正差別，在於我們已經發現了萬有引力的數學公式，並且還發現了能量守恆定律，但如今還沒有找到生命、精神和幽靈的嚴格數學運算式。這就是為什麼我們承認萬有引力和能量是科學的概念，而生命、精神和幽靈目前還不能說是科學的概念。

如果能以開放的心態來對待世界上許多未知的事物，也應該有勇氣這樣考量，像生命、精神和幽靈這些在人類歷史上早已被許多哲學家和思想家思考過的大問題，遲早會成為科學界中認真思考的問題。也就是說，對生命、精神和幽靈的探索，遲早會進入實驗科學的領域，物理學家也會努力尋找它們的數學公式、運動方程式和守恆定律之類的結論。

當然，要找到生命、精神和幽靈的數學公式、運動方程式和守恆定律等，不是簡單的工作。或許，這已不是我們這一代科學家的工作了。但是我深信，這必定會成為後代科學家的工作。如果簡單回憶一下科學史，尤其是科學家發現像幽靈一樣的電磁場，我們就會對此抱持更樂觀的態度。

虛無縹緲的電磁場

磁石古名「慈石」，古人認為磁石吸鐵有如慈母愛子一般。其實，古希臘人也認為磁石是有生命的，因為有一種看不見、摸不著的神祕力量，使它們相互吸引。然而，人們在這種哲學性的思辨階段卻停留了二千多年。後來，經由許多物理學家的不懈努力，這種看不見、摸不著的神祕力量才逐步被認識。其中包括傑出的英國物理學家法拉第（Micheal Faraday，1791-1867）和馬克士威（James Clerk Maxwell，1831-1879），他們在研究這種神祕力量的艱難工作中，跨出了決定性的幾步。

法拉第是工人出身的實驗物理學家，長於動手，善於觀察。他對磁石所具有的這種神祕力量進行認真細緻的觀察和測量，並用定量的數學形式來描述這種神祕力量。不管人們把磁石周圍的這種神祕力量稱為生命也好，稱為愛情也好，這種力量從此再也不是文學家和藝術家所獨用的語言，而是進入了實驗科學的領域。法拉第還把鐵粉撒在紙上，再把磁石放在紙的背後，輕輕抖動這紙片，上面的鐵粉就會排起隊來，並從磁石的南極一直排到北極。用這樣的方法，法拉第把這種看不見又摸不著的幽靈，變成很容易看到的東西。法拉第還把這種用鐵粉排成的線稱為「磁力線」。

不同於法拉第，馬克士威則是長於數學的理論物理學家。他假定這種看不見、摸不著的神祕力量是一種與液體相似的東西，並稱之為「場」（field）。然而，馬克士威在發明了「場」這個名詞來代替幽靈、生命、愛情，或代替看不見、摸不著的氣功中的「氣」一詞後，並沒有就此歇腳，而是根據法拉第等前輩科學家所積累的大量實驗資料，定量地寫出了一組幽靈的運動方程式，這就是物理學中

著名的「馬克士威方程組」。馬克士威方程組也借用了許多流體力學的數學。也就是說，他用看得見、摸得著的液體為模型，來描述看不見、摸不著的「電磁場」。

更有趣的是，從馬克士威方程組中可以推出，在這種看不見、摸不著、像幽靈一樣的電磁場中，也有像水波一樣的東西。也就是說，馬克士威方程組預言了「電磁波」的存在，或者說他預言了幽靈波的存在。如果退回到一百五十年前想一想，當時的這種預言簡直是癡人說夢，完全是天方夜譚。

但最有趣的是，根據馬克士威的預言，義大利的工程師馬可尼（Guglielmo Marcoin，1874-1937）真的用這種幽靈波做媒介，在1901年發明了世界上的第一台電報機。這當然是電磁波存在的有力證據，也是電磁波通訊的開端。為此，馬可尼還榮獲了1909年的諾貝爾獎。

時間過得真快，一百年後的今天，人類的生活已經離不開電磁波了，我們已經無法想像沒有手機、沒有電視，也沒有收音機的社會要怎樣過活。然而人是健忘的，只不過短短的一百年，就把這兩千年來一直猜不透的幽靈忘記得乾乾淨淨，根本就忘記了電磁波的幽靈本性。

另一個看不見、摸不著的幽靈，就是那個稱為「萬有引力」的東西，也有過一段漫長而相似的發現歷史。「萬有引力」的發現，要追溯到著名的波蘭天文學家哥白尼（Nicolaus Copernicus，1473-1543）。他率先指出地球是繞著太陽轉的，就如我們用繩子綁著一塊石頭，使勁讓石頭繞著手轉圓圈一樣。

後來，德國的天文學家克卜勒（Johannes Kepler，1571-1630），根據他的老師第谷（Brahe Tycho，1546-1601）近四十

年所積累的大量實驗資料，更精確地計算出了地球及其他行星的運動軌道。發現它們的軌道並不是像繞著手轉的石頭那樣是正圓形的，而是橢圓形的，太陽就位於橢圓形的兩個焦點中的一個。

然而，無論是哥白尼或克卜勒都沒有提到，當地球繞著太陽轉時，是什麼繩子把地球綁在太陽上。我們都知道，用繩子綁一塊石頭並使勁讓石頭繞著手轉圈圈時，如果繩子突然斷了，石頭就會往外飛走。同樣的，如果沒有這樣一根繩子綁在地球和太陽之間，那麼地球也早就飛掉了。

為此，英國物理學家牛頓提出了一個大膽假說，他認為在地球和太陽之間有一條看不見也摸不著的繩子，就像幽靈一樣，把地球綁在太陽上，不至於讓地球飛走；他把這條幽靈般的繩子稱為「萬有引力」。這個幽靈倒確實是「萬有」，因為它無處不在，當你沒有拿牢玻璃杯時，這個調皮的小妖精馬上就把杯子拉到地上摔破。然而要是沒有這麼一位幽靈的存在，那我們就更慘了，馬上就會像太空站的太空人一樣，站也站不住，坐也坐不穩，睡也睡不好，真的是「坐立不安」了。

老實說，目前科學家對萬有引力的認識還遠不如電磁場。雖然我們可以精確地測量萬有引力，但是對「重力波」（gravitational wave）的預言，至今還沒有完全被實驗證實，當然更談不上重力波的應用了。但正是因為萬有引力無所不在，以及人類生活對萬有引力的高度依賴，科學家還是把這種幽靈當成科學的基礎之一，像克耳文勳爵這樣對「萬有引力」抱完全否定態度的科學家，畢竟還是極少數。

原子與基本粒子

在這個時代，每個受過教育的人都深信原子的客觀存在。不過，誰也沒有用自己的眼睛看到過原子。同樣的，如果有勇氣說真話，也不得不承認在原子這個世界中，我們所有的人全都是盲人。

所以，我們對原子的認識，也跟盲人世界中的科學家面對大象一樣，幾乎一點都不差。原子物理學的奠基人德國物理學家海森堡（Werner Heisenberg，1901-1976）說過一段很深刻的話：「我們所觀察到的，其實不是大自然本身，而只是大自然對我們所提問題的一種反應。」

事實上，「原子」這個東西，也只是大自然對我們所提問題的一種反應，並不是大自然本身。最初，「原子」這個概念只不過來自一段閒聊，而且好像還是漫無邊際的一段話，因為這是西元前五世紀兩個哲學家之間「形而上」的聊天。這件事發生在地中海邊一個長滿棕櫚樹和橄欖樹的美麗海灘上，樹下坐著兩個古希臘的哲學家：一位是德謨克利特（Democritus，西元前460-362），另一個是留基伯（Leucippus，約西元前480-420）。

這段聊天是從切蘋果開始的：兩人討論能不能把一顆蘋果永遠不斷地分割下去。他們認為，一顆蘋果不可能永遠分割下去。到了某個階段，會遇到保持蘋果性質的最小顆粒，他們把這種最小的顆粒稱為「原子」。在希臘文中，「原子」（atom）就是不可再分割的最原初粒子。他們兩人還認為，所有的物質都是由原子組成的，而在這些原子之間，只是空無一物的虛空。

當然，這只是一個純粹的臆測，因為沒有人能證明他們到底是對還是錯。所以兩千年過去了，這段純哲學的聊天也慢慢地被大家忘

記了。到了十七世紀，法國的哲學家和天文學家伽桑狄（Pierre Gassendi，1592-1655）又重新找出了德謨克利特的「原子假說」。牛頓也採用了「原子假說」，但完全沒有實驗的支持。

然而，由於牛頓在物理學界的聲望，「原子」這種子虛烏有的東西也就成了科學界的某種信仰；而在當時，這種信仰與宗教中的信仰沒有什麼差別。基於這種信仰，許多科學家都深信「不可分割粒子」的存在，儘管當時只是一種純假說，是一種比氣功中的「氣」還要玄得多的東西。

第一個對這種純假說進行定量科學研究的，是荷蘭數學家白努利（Daniel Bernoulli，1700-1782）。他假定，氣體是由許許多多原子（也就是許許多多微小的剛體顆粒）所組成的，這些剛體的微小顆粒不停地隨機運動，相互之間也是不停地碰來碰去。用這樣的假設，許多現象，包括溫度、壓力和氣體的膨脹等，都可以找到解釋，並可進行定量計算。

另一方面，英國科學家卡文迪西（Henry Cavendish，1731-1810）和法國化學家拉瓦錫（Antoine-Laurent de Lavoisier，1743-1794）發現，我們所呼吸的空氣並不是一種純淨物質，而是主要由氮氣和氧氣組成的。同時也證明，水是由一份氧氣和兩份氫氣組成的。如果把兩升氫氣小心地在一升氧氣中燃燒，就可以得到純淨的水，而且不會有任何多餘的氣體剩下來。

1803年，英國化學家道爾頓（John Dalton，1766-1844）提出了「定比定律」，就是所有的純淨物質都是由一定比例的原子組成的，這是化學家用的原子理論。事實上，定比定律奠定了現代化學和分子原子論的基礎。根據定比定律，道爾頓又進一步假設，不同的原子就如大小不同的剛體球，而分子就是由這些大小不同的剛體

球組成的。以一個水分子來說，就是由三個剛體球組成，其中一個大球是氧原子，兩個小球是氫原子。或許，這就是關於這個極其微小的、肉眼看不到、手也摸不到的「袖珍大象」的第一個模型、假說或理論。然而，道爾頓這種袖珍大象的假說正是十九世紀「分子原子論」的起源，而且顯然比德謨克利特和牛頓的原子假說前進了一大步，因為多多少少有了一些實驗證據。

當然，這些粒子（或者說這些剛體小球）是小到難以想像的程度。不要說德謨克利特，就是牛頓和道爾頓也說不出，分子原子這頭袖珍大象到底有多大。

然而，就在道爾頓「分子原子論」提出後才不過六年，也就是1811年，義大利天才物理學家亞佛加厥（Amedeo Avogadro，1776-1856）精確地計算出了這種粒子的大小。根據他的計算，每莫耳的氣體有6.02×10^{23}個「袖珍大象」，即分子（molecule）。在現代教科書中，6.02×10^{23}就被稱為「亞佛加厥常數」。

又不到三年時間，也就是1814年，著名的法國物理學家和數學家安培（André Ampère，1775-1836）也獨立算出了同樣的結果。於是，道爾頓提出的「分子原子論」就成了十九世紀最大的科學成果之一。

然而，對普通民眾來說，最有說服力的既不是化學家的「定比定律」，更不是物理學家和數學家的計算，而是1945年美國在長崎和廣島扔下的兩顆原子彈。從那兩顆原子彈開始，不但再也沒有人懷疑這種「不可分割的原子」的存在，而且把它看成是天經地義的真理。

十九世紀化學的成功，以及二十世紀中葉原子彈的爆炸，讓這種把原子看成是剛體小球的思想從此深入了科學家和民眾的心中。

二十世紀中葉，美國遺傳學家華生（James Dewey Watson，1928-）和英國生物物理學家克里克（Francis Harry Compton Crick，1916-2004）發現了DNA的雙螺旋結構，後來的許多生物化學家在此基礎上，一步一步解開了寫在DNA上的遺傳密碼。現在，許多教科書、科教電影和博物館中，都如圖2-1一樣，用彩色的小球和小棍子來表現出美麗的DNA結構。

道爾頓是現代化學之父，而且他所提出的分子模型（也就是剛體小球模型，見圖2-1）已成了權威之說，不但非常成功，也非常清楚；用彩色小球和小棍子搭成的DNA結構，又是如此美麗。大多數人，甚至許多科學家，都把這種球和棍子組成的模型看成是真實的。可惜，我們不得不遺憾地指出，它並不是真實的模型，在後面的章節中我還會詳細討論它的不真實性。但更糟糕的是，這種不真實的剛體小球和棍子模型，不但統治了整個化學和藥物學，也統治了生物學、生理學，甚至心理學，成了整個西方醫學的基石。

由於二十世紀下半葉分子生物學的長足進展，心理學家們也希望能在這個用彩色的小球和小棍子搭成的DNA或其他分子中去尋找心理現象的物質基礎。例如他們認為，憤怒是因為腎上腺素分子分泌太多，而幸福則源自於腦內啡的分子。更有甚者，乾脆提出了「意識粒子」（consciousness particle），試圖找出代表精神和靈魂的剛體小球。所以，難怪當代美國物理學家史戴普會帶著挖苦的口吻說：「當心理學沿著十九世紀物理學的概念發展時，物理學卻正朝著相反的方面發展。」因為當心理學正沿著十九世紀思路，苦苦尋找心理現象的粒子基礎時，物理學家早就告別了十九世紀陳舊的唯物主義。

事實上，物理學家也早就認識到，德謨克利特和留基伯的假說並

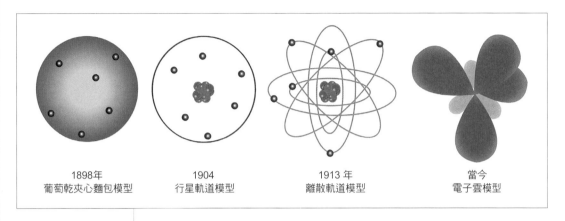

| 1898年
葡萄乾夾心麵包模型 | 1904
行星軌道模型 | 1913 年
離散軌道模型 | 當今
電子雲模型 |

圖2-2 原子結構模型
的發展

不是真實的，因為「原子」並不是不可再分割的最原初粒子；原子之間也不是虛空，而是充滿了「場」。而質能變換關係式更表明，實實在在的物質又可以變成虛無縹緲、鬼氣森森的能量。

儘管「分子原子論」是十九世紀科學的最大成果之一，但是早在十九世紀末，物理學家就發現了這種被科學家稱為「原子」的東西，並不是真正不可分割的最基本粒子。也就是說，至今化學家、生物學家所喜歡使用的「小球和棍子」的分子模型中的小球，並不是不可分割的剛體小球，而是具有更深層亞結構的「看不見的微觀大象」。

對於原子這種看不見的微觀大象，我們這個世界的物理學家也與那個盲人世界中的科學家一樣，對於大象的形狀和內部結構提出各種各樣不同的假設、模型或理論（見圖2-2）。

1898年，英國物理學家湯姆森（Joseph J.Thomson，1856-1940）第一次提出，這種看不見的微觀大象是有深層亞結構的，並提出了原子結構的第一種假設。他認為原子是由正物質和負物質組成的圓球，其中正物質是均勻分布在整個球體之中，而負物質則

像麵包中的葡萄乾一樣，是離散分布的。所以，湯姆森的原子結構模型在物理學中被稱為「葡萄乾夾心麵包模型」。或者說，傑出的物理學家湯姆森認為，原子有如一塊微小的葡萄乾夾心麵包（見圖2-2的第一圖）。

然而才過了六年，也就是1904年，另一位英國物理學家拉塞福（Ernst Rutherford，1871-1937）又修改了湯姆森的原子結構模型。他假設在原子的中心有一個核，並且大部分的正電荷都集中在這個核裡面，而帶負電荷的電子則繞著核轉動，就如行星繞著太陽轉動一樣。所以，拉塞福的原子結構模型在物理學中被稱為「行星軌道模型」。或者說，拉塞福認為原子有如一個微小的太陽系（見圖2-2的第二圖）。

又過了九年，也就是1913年，傑出的丹麥物理學家波耳（Niels Bohr，1885-1962）又修改並發展了拉塞福的模型。他認為電子只能在幾個離散的軌道中運動，並且不會耗散能量；也就是說，只有這些離散的軌道才是穩定軌道。所以，波耳的原子結構又被稱為「離散軌道模型」（見圖2-2的第三圖）。甚至到今天，在民眾和大多數科學家的腦子中，原子的結構就是長這個樣子的。其實這已是1913年的版本了。更糟的是，儘管這個版本已經相當過時了，還是出現在許多教科書中。

更新版本的原子結構模型，是德國物理學家玻恩（Max Born，1882-1970）提出的。他認為原子周圍的電子並不是像行星那樣沿著明確的軌道運行，而是像雲彩一樣分布，我們並不能在明確的軌道上找到電子，只是在不同地方找到電子的概率不一樣，所以這種所謂的「電子雲」又稱為「機率密度雲」，玻恩的原子結構模型又稱為「電子雲模型」（見圖2-2的第四圖）。

最後還要指出，玻恩模型還不是最新版本，思想深邃的奧地利物理學家薛丁格（Erwin Schrödinger，1887-1961）對玻恩的電子雲模型又做了新的解釋。薛丁格指出，其實這並不是電子雲，也不是機率密度雲，而是電磁「駐波」的圖形，這種圖形決定了電場強度的分布，而電場強度的分布又決定了在某一特定點上可能找到電子的機率。關於駐波，我們將在後面的章節中詳細討論，因為人體內「看不見的彩虹，聽不見的音樂」也是由駐波組成的。

然而，不管哪一種原子模型是真實的，有一點卻是可以肯定的，那就是：原子並不是不可再分割的最原初粒子，因為原子至少還可進一步分成電子、質子和中子。於是，科學家又把電子、質子和中子稱為「基本粒子」，也就是不可再分割的最基本粒子。不過，這時科學家只是把它們暫稱為基本粒子罷了。到底是不是最基本的，誰也不敢說了。

真空才是世界的本源

古希臘哲學家德謨克利特和留基伯提出的「不可再分割的最基本粒子」的這個假說雖然是錯誤的，卻是推動物理學，尤其是推動原子物理學發展的強大動力。基於對這種假說的強烈信仰，物理學家才以義無反顧的精神，利用極為精湛的實驗並發展出極為漂亮的理論，來證明這個假說，而且在應用上也取得了極為輝煌的成果，包括令人敬畏的原子彈。

按照德謨克利特和留基伯的假說，世界是由不可再分割的基本粒子組成，在這些粒子之間只是虛空。

然而，最最令人驚訝的是：最初兩百年物理學的發展卻證實了德謨克利特和留基伯的假說；而後面的一百年，也就是過去一百年物

理學的進一步發展，卻又徹底否定了德謨克利特和留基伯的假說；並認為真空才是世界的本源，以及認為世界的萬物只不過是「真空的漲落」，所以唯物主義根本就是相當淺薄的無稽之談。

對唯物主義的第一個挑戰，來自於物理學家愛因斯坦（Albert Einstein，1879-1955）的「質能轉換關係式（質能方程式）」。所謂質能轉換關係，說白了就是實實在在、有質量、有體積的物質，可以完完全全地變成虛無縹緲、幽靈一樣的能量，並消失在真空之中；而反過來，真空又可以變成萬物。

對唯物主義更大的挑戰，則來自英國的理論物理學家狄拉克（Paul Adrien Dirac，1902-1984），他預言了「正電子」的存在。如果這個世界上普通的「負電子」遇到了這個世界上罕見的「正電子」，就會出現「湮滅反應」，這時兩個電子都消失了，都變成了虛無縹緲、幽靈一樣的能量。不久，實驗物理學家就證實了他的驚人預言，所以年輕的狄拉克榮獲了1933年的諾貝爾獎。

後來物理學家又發現，除了正電子之外，還有負質子、反中子等等。也就是說，還存在一個與這個世界相反的「反物質世界」。如果這個物質世界遇上了那個「反物質世界」，那麼這兩個世界（包括世界中的芸芸眾生）都會立即消失，都變成虛無縹緲、幽靈一樣的能量。

現在，越來越多的物理學家已經接受了這樣的觀點，真空才是宇宙的本源，而物質世界只是真空的漲落。從這個角度來看能量和物質，平時所說的「能量」只是指那些分散的能量，「物質」則是指那些能量的硬核。可以用這樣的比喻來理解：例如觀察電風扇，當風扇不轉時，可以把一顆小球從扇葉之間扔過去；但是當風扇轉得很快時，扇葉平面就變成了一塊堅硬的平板。也就是說，所謂堅硬

的「粒子」，只是一個能量密集區。我們之所以會在剛體上感到阻擋，只是因為很難越過能量密集區。

事實上，只要越來越深入研究物質，就會越來越瞭解原來所有的物質都是空的。例如，堅硬的桌子是由許多木頭分子組成，多半是纖維素，也就是由高聚葡萄糖分子組成。我們也知道在這些分子間還有大量空間，它們是空的；而這些分子又是由許多原子組成，主要是碳原子、氧原子和氫原子。同樣的，在這些原子之間又有大量空間，它們也是空的。至於原子內部，空間就更大了。如果把原子放大到足球場那樣大，那麼原子核就只有一顆足球那樣大，電子就更小了，它們之間又是廣大的空間；而原子核又是由質子和中子組成。那麼，這些電子、質子和中子等等基本粒子又是什麼呢？從正反兩種粒子相遇而產生的「湮滅反應」中，可以知道所謂的「粒子」其實只是「波包」，也就是由看不見、摸不著的電磁波等組成的包包，也是空的。

這麼一來，正應了佛家的偈語：「色不異空，空不異色。」原來這個世界的本源，就是空空如也。為此，美國高能物理學家開普拉（Fritjof Capra，1939- ）寫了一本書，名為《物理學之道：現代物理學和東方神祕主義之間的平行關係》（*The Tao of Physics: An Exploration of the Parallels Between Modern Physics and Eastern Mysticism*），指出了現代物理學與佛家的相通之處。當然，這本書也曾使抱持唯物主義世界觀的物理學家大為惱火。

其實，也不單是佛家發現了這個真諦，《聖經》上也早就清清楚楚地寫著：「所看見的，並不是從顯然之物造出來的。」（《希伯來書》11：3）；「所見的是暫時的，所不見的是永遠的。」（《哥林多後書》4：18）。

總之，二十世紀物理學的發展，早已否定這兩位古希臘的哲學家：即德謨克利特和留基伯的美麗假說，也就是說世界並不是由不可分割的粒子組成。所以，在此基礎上發展起來的唯物主義也成了明日黃花。

據說，當今世界上真的相信唯物主義的人只有4.3％了。從這個統計數字來看，彷彿人們已經開始從十九世紀物理學的陳舊概念中走出來了。但令人遺憾的是，這4.3％之中還包括相當數量受過良好教育，甚至是擁有科學家頭銜的人。這說明了要從理性角度來深刻理解到科學自身的有限性，是件非常不容易的事，需要極高的悟性。

當然，這只是從唯物主義的第一層意義（即從世界本源論的觀點）來分類。如果從唯物主義的第二層意義（即從對財富、物欲以及肉體享受方面的追求）來看，這個比例也許可以倒過來看。而且事實上，這種物欲仍是整個市場經濟的指揮棒。所以從這一層意義來看，在這物欲橫流的世界上，唯物主義還是當代最大的宗教，或者說是最大的偶像。當然，這就不是本書討論的主題了。

本書主要討論的，還是世界的「粒子圖像」和「波動圖像」的問題。對於西方人來說，粒子圖像的破滅，或者說德謨克利特之夢的破滅，就如戴安娜王妃之死對英國人的打擊一樣，令人傷心、令人難以接受，也令人難以忘懷。所以，儘管過去一百年物理學的發展，充分證明了粒子並非宇宙的本源，但這種過時的粒子圖像還是深植在民眾，尤其是西方民眾的心目之中。更糟的是，它也深植在許多東西方科學家的心中，成了阻礙科學進一步發展的一種嚴重阻力。這是當今科學發展中最值得注意的。

我們還不得不遺憾地指出，在這方面，生物學家和心理學家還要

更落後一段。因為至今為止，生物學家和心理學家還是想在粒子圖像中尋找生命，尋找精神，尋找意識。但是，這可能嗎？

密集與瀰散

所幸的是，並不是所有的生物學家、生理學家、醫生和心理學家都停留在過時的粒子圖像之中。目前有越來越多的生物學家開始思考「形態建成場」和「生物場」等非粒子的問題；有越來越多的醫生開始思考「能量醫學」（energy medicine）等問題；有越來越多的生理學家，開始注意某些對電磁場有特殊敏感性的病人；也有越來越多的心理學家開始考量到，某些所謂的精神病患可能真的與靈性世界有所溝通，至少是看到了一些我們看不到的那一部分世界。

雖然在這方面的基礎科學研究還是相當薄弱，但是過去二十年醫學市場的巨大變化是令人瞠目的。這也迫使生物學家和生理學家開始認真地思考能量分布、能量流、能量結構、電磁場、波、波的傳播、波的結構等等，在生命過程中所扮演的某些角色和作用。

同時，當今全世界各國對靈性經驗的追求，也反映了人們對十九世紀陳舊唯物主義世界觀的強烈不滿。所以二十一世紀以來，開始了一個對靈性世界追求的熱潮。面對這種熱潮，許多心理學家也不得不認真考慮另一個世界存在的可能性。當然，這與現代科學研究的可行性還有相當的距離。但不管怎樣，還是反映了人們對唯物論世界觀的一種反思。

最後，還想再說一些公道話。儘管德謨克利特和留基伯的基本假說：「世界是由不可分割的粒子組成，而在這些粒子之間都是虛空」是個大錯誤；但有趣的是，這個大錯誤的假說卻大大推動了物理學（尤其是原子物理學）的發展，同時也大幅推進了化學以及生物學

的發展。事實上，這還是人類認識世界的重要一步，是科學發展中的一項重要副產品，或者說是重要的過渡產品吧！

另一方面，人們的認識也只能從「能量密集核」──「粒子」層面的認識，逐步到「無所不在的瀰散能量」──「場」層面的認識。所以，粒子圖像還是這個世界的一種重要的近似描寫。

不管如何，我們已經進入了這樣一個新的時代，需要讓更多的人（包括更多的科學家）認識到，德謨克利特和留基伯的原子假說並不是真實的，世界不是由不可分割的粒子組成。只有這樣，現代科學和我們的認識，才不會老是停留在一個錯誤的階段，才有可能獲得進一步發展。

第三章：看不見的彩虹

我們往往不自覺地假定，五官已經將周圍環境描繪出完整的圖像。
所以在想到許多現象背後還有感官無從察覺的東西時，總有些怪誕
的感覺。

金恩（Herbert L.König，德國物理學家）
《與電物理有關的生物資訊》（*Bioinformation-Electrophysical Aspect*），1989

　　如金恩所說，我們往往不自覺地假定，五官感覺已經對周圍環境
描繪出完整的圖像了。這種假定甚至往往變成一種對世界的基本信
仰，「眼見為實，耳聽為虛」。事實上，這也是唯物論的基本信
仰；而這種信仰，顯然是大錯特錯的。然而不幸地，不要說一般民
眾有這種錯誤的信仰，就是許多受過良好教育的科學家也常常忘了
人類五官的侷限性。當然，許多科學家還相信延伸的五官，如望遠
鏡、顯微鏡、電子顯微鏡、光譜儀、氣相層析儀、液相層析儀等
等。相信依靠這些延伸的五官，可以更徹底地認識這個世界，包括
我們的身體和細胞。這好像有了一些進步，也更科學一點。但是，
基本的假定和信仰還是錯誤的，因為儀器與我們的五官一樣，還是
有侷限性的。

　　從1950年代初期起，分子生物學就進入了一個飛快發展的階
段。至今，生物學家相信，他們已經搞清了細胞裡的每一個分子。
現代生物學家對細胞的瞭解，甚至比你對自己房間的瞭解有過之而
無不及。生物學家對細胞的瞭解，相當於你瞭解自己房間裡的每一
個分子，包括房間裡的每一個空氣分子，當然更不用說對每一件家
具和家用電器線路細節的充分瞭解。如果你對自己的房間如此知之
甚詳，你一定認為已充分瞭解了自己的房間，一點點未知的東西也
沒有了。

　　然而，當你打開房間的收音機時，音樂出來了。顯然，這個音樂就在你自己的房間裡；但是這些音樂又顯然不在這個房間裡的任何一個分子之中。如果不知道世界上還有無線電波這種看不見、摸不著的東西，就只好說這個房間裡還有什麼幽靈在唱歌了。

　　當你打開電視機時，你會看到這些幽靈不但會唱歌，還會跳舞，還會演戲，讓你感動得一把眼淚一把鼻涕的。當然我們也可以肯定，在我們打開電視之前，這些幽靈早就在你自己的房間裡了。同時這些幽靈既不在家具分子中，也不在空氣的分子中。

　　現代人早已不再相信幽靈了，認為所謂幽靈只是無知古代人的迷信。現代人只相信科學，並知道收音機和音樂不是幽靈歌聲，而是來自於無線電發射台的信號。現代人還知道，電視機中的小人也不是什麼小精靈，只是從電視發射台送來的信號以及所組成的圖像。

　　身為科學家，我當然很高興看到科學不斷發展，也很高興看到現代人都相信科學。人們對科學的信賴，讓我們這種被稱為科學家的凡夫俗子也戴上了神聖的光環，位處在五百羅漢之上，與釋迦牟尼和眾先知坐在同一排，成了上帝的代言人，甚至有的還認為自己已登上了上帝寶座，無所不知了。

　　不過，如果你相信科學，那麼你就不得不相信，這種看不見又摸不著「電磁波」的客觀存在。並且你還不得不相信，你的私人房間中充滿了這種不請自來的幽靈波。正是這種幽靈波讓你的收音機唱歌，也正是這種幽靈波讓你電視機中的小精靈跳舞。

　　當然，你可能會反駁說，這些都是來自於無線電發射台和電視發射台送出的信號。這也沒錯，但是你也不得不承認，這些幽靈似的信號也是整天死皮賴臉地躲在你的房間裡，趕也趕不走。要不然，你又怎麼可以只要用一根簡單的室內天線就能把它們叫出來呢？

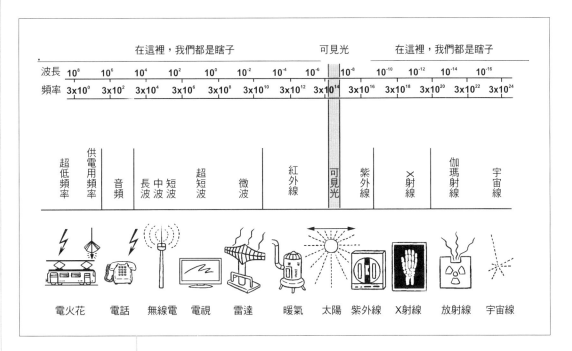

								可見光					
波長	10^8	10^6	10^4	10^2	10^0	10^{-2}	10^{-4}	10^{-6}	10^{-8}	10^{-10}	10^{-12}	10^{-14}	10^{-16}
頻率	3×10^0	3×10^2	3×10^4	3×10^6	3×10^8	3×10^{10}	3×10^{12}	3×10^{14}	3×10^{16}	3×10^{18}	3×10^{20}	3×10^{22}	3×10^{24}

在這裡，我們都是瞎子　　　　可見光　　　在這裡，我們都是瞎子

超低頻率　供電用頻率　音頻　長波 中波 短波　超短波　微波　紅外線　可見光　紫外線　X射線　伽瑪射線　宇宙線

電火花　電話　無線電　電視　雷達　暖氣　太陽　紫外線　X射線　放射線　宇宙線

圖3-1 電磁波的頻譜圖：可見光只占一小部分。

　　總之，即使對房間裡的每一個分子都瞭解，你也不算真正瞭解你的房間。或者說，頂多只瞭解房間的一半（分子世界的那一半），而對於自己房間裡那看不見又摸不著的電磁波還是不瞭解。其實這種情況，正是現代生物學和現代醫學的現狀。

　　事實上，物理學早已知道，肉眼所能看到的世界遠遠不到一半，而只是電磁波中非常狹小的一段。其實，我們早在中學裡就學過了這一點。日子久了，也許你早已淡忘了，那麼就讓我們用圖3-1的頻譜圖來共同回憶一下，以便更能體會到我們的感官是多麼有限，感官所能認識到的世界只是多麼微小的一部分，從而能使我們更謙卑一點。

　　圖3-1的頻譜圖包含了從0.5赫茲到3×10^{24}赫茲的電磁波，也就是

從每兩秒鐘振動一次的電磁波到每秒鐘振動3,000,000,000,000兆次的電磁波。然而我們肉眼所能看到的區域，只是從波長360到760奈米（1奈米＝10^{-9}公尺），也就是從4×10^{14}到8×10^{14}赫茲的一個非常狹小的區域。

所以事實上，房間裡肉眼看不見的那個部分，要比肉眼可看見的部分大得多。對於這一大部分的世界，我們都應老老實實承認，我們全是不折不扣的瞎子。這就是為什麼本書要從盲人世界的科學家寫起，從而使我們可以學會更謙卑，以便知道這個世界事實上比我們所能看到的、所能想像的都要色彩豐富得多，要美麗得多。

還有，這部分被現代科學家稱為「電磁場」和「電磁波」的不可見世界，在現代科學發展之前是否也存在呢？當然，即使沒有現代科學，它也是存在的，那麼古人又會怎樣稱呼這個看不見又摸不著的豐富世界呢？他們很自然的會稱它為幽靈世界。對於這一點，我們又有什麼可以指責他們的呢？

當然，「電磁場」世界並不等同於「幽靈」世界。但是不可否認的，在這個現代概念和那個古代概念之間，必定有許多重疊之處。

幽靈世界

就如在序言所說的，如果我們的眼力比孫悟空的火眼金睛還要好，能看到所有電磁波，就會看到一個完全不同的世界。那既是一個有點鬼氣森森的世界，卻也是一個比我們每天看到的更為真實的世界。

從圖3-1中的電磁波頻譜圖中可以看出，我們所能看到的可見光只是電磁波中非常狹小的一個區間；而對於肉眼所看不到的廣大區間，我們會覺得非常奇怪，也沒有辦法用語言來表達。

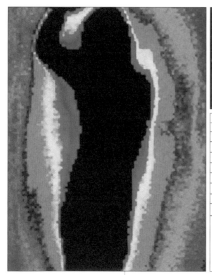

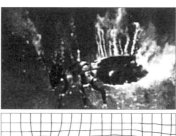

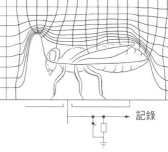

記錄

圖3-2 左圖：圍繞在人體周圍的美麗「佛光」，這是俄羅斯科學家用紅外線攝影機拍攝的。
右圖：昆蟲周圍的「佛光」（上圖），這是德國科學家用電場強度計所測得，可以看出昆蟲周圍的電場強度分布情形（下圖）。

然而，我們還是可以用我們的語言說出一部分的東西出來。例如，可以像蜜蜂一樣，在陰雨天也可看到太陽的正確位置；也可以像蛇一樣，在漆黑的夜晚能看到老鼠在奔跑。

這當然很不錯，但是也會有一些不愉快的經歷。例如，你會發現，你所有朋友的臉都變了顏色，不像以前那樣熟悉了。更糟的是，你的孩子、你的太太或丈夫也變了臉色，不知道你會不會感到恐懼。

不過，也會有令人非常愉快和激動人心的經歷。那就是，你會很高興地發現：你親愛的太太、親愛的丈夫、你寶貝的孩子、你的親朋好友……，都如廟裡的佛陀一樣，圍上了神聖的光環，你會驚訝地悟知：原來人人都有「佛光」！

其實，佛光這種東西根本就不稀奇，不要說每個人都有佛光，小狗小貓也有佛光，老鼠也有佛光，蟲子也有佛光，植物也有佛光，甚至連細菌都有佛光。

同時，從現代科學技術的角度來看，用儀器來測出佛光也不難。圖3-2左面，就是俄羅斯科學家用紅外線攝影機拍的、圍繞在人體周圍的美麗佛光。當然，這只是人體發射出來的佛光的一部分，就只是紅外線這個部分。圖3-2右圖則是德國科學家用電場強度計測

出昆蟲周圍的佛光。當然，這也只是昆蟲周圍佛光的一部分。

其實，不但是有生命的人、動物、植物、昆蟲等等有佛光，如果我們的眼力比孫悟空的火眼金睛更好，還可以看到許多無生命的物體也在發光。例如，我們可以看到手機發出明亮的光，也可以看到每個暖氣爐都在發光。

如果我們的眼力比孫悟空的火眼金睛更好，還可以看到無線電發射台好像被熊熊的大火包圍了；這熊熊的烈焰，還會隨著電台發出的音樂而起舞。

如果我們的眼力比孫悟空的火眼金睛更好，還可以看到汽車再也不是原來的顏色，還被非常複雜、豐富多彩的佛光包圍著。事實上，汽車所發出的佛光不但有紅外線，還有微波、短波、長波、超長波等等。

如果我們的眼力比孫悟空的火眼金睛更好，熟悉的藍天也變了顏色。我們會看到宇宙線像瀑布一樣從遙遠的星空傾瀉過來，如果沒有大氣層的保護，我們都會死在這種可怕的強光之下。在大氣的高層中，還可以看到在宇宙線的衝擊下，各種各樣的粒子不斷產生又不斷湮沒，像是一場巨大而瘋狂的舞蹈。幸好有地球磁場的屏蔽，這瘋狂的舞蹈主要只在地球的兩極進行，並產生了大量不同頻率的次生電磁波。其中有一小部分是在可見光的波段，這就是我們凡夫俗子用肉眼也能看到的「極光」。

然而，假設不是我們所有的人都擁有這樣非凡的能力，而是我們其中的某一人可以看到所有的電磁波，那麼他不單能看到這個世界的「表相」，也能看到這個世界上所有生物體和無生物體的「真相」，也就是佛家說的「法相」。他當然是一個非凡的人了，不但是遠遠高於孔子、韓非子等等的偉大智者，當然也是比釋迦牟尼、老

子等等還要更了不起的先知先覺了。

不過，當這樣的先知先覺未必是愉快的，尤其是想與普通的人溝通並分享他們的感受時，馬上就會感到很苦惱。在大多數情況下，他不但不能與別人分享他的經歷，還會被當成癡人說夢，經常遭到取笑。

當然，也會有一些相信他的好朋友。這些人很願意聽聽這些非凡的感受和非凡的看法。然而他又馬上面臨另外一個大問題，那就是找不到合適的語言與朋友溝通，也找不到合適的名詞來描述他的感受，無法描述在這幽靈世界裡看到的東西。因為我們所用的語言是從我們這個世界中發展起來的，不是為了描述另一個世界。

從圖3-1可以看到，我們的視力極為有限，只能看到從360到760奈米的電磁波，對於其餘廣大波段的電磁波，可以說是「色盲」，甚至根本就是瞎子。我們的祖先也只是在這非常狹小的區間裡，發明了一些描寫色彩的名詞讓我們使用。

例如，老祖宗把360到430奈米的電磁波稱為「紫」色、430到455奈米的電磁波稱為「藍」色、455到492奈米的電磁波稱為「青」色、492到550奈米的電磁波稱為「綠」色、550到588奈米的電磁波稱為「黃」色、588到647奈米的電磁波稱為「橙」色、647到760奈米的電磁波稱為「紅」色等等。

除了這七個用來描寫七色彩虹的名詞之外，我們的老祖宗還發明了「白」這個名詞來描寫這七種顏色的均勻混合物。此外，還發明了粉紅、桃紅、玫瑰紅、紫紅、暗紅、深綠、淺綠、蘋果綠等等名詞來描寫不同顏色、不同比例的組合。這樣豐富的辭彙，對於寫小說、寫詩歌、畫畫、拍電影來說都綽綽有餘了，藝術家也應該感到滿意了。

然而，物理學家卻沒有享受到祖上留下的這份遺產和福份。從圖3-1可以看到，老祖宗發明的大量名詞最多只能用於從360到760奈米電磁波這樣一個狹小區間。對於其他廣闊的電磁波段，老祖宗就沒有留下多少文化遺產了。

於是可憐的現代物理學家，就不得不自己發明新名詞了。事實上，也確實發明了不少，例如γ射線、X射線、紫外線、紅外線、微波、短波、中波、長波、音頻波、超低頻波等等，來描寫我們肉眼看不到的電磁波，或者說來描寫肉眼「看不見的色彩」。

但說實在的，這些用來描寫「看不見的色彩」的技術性名詞，除了讓學生們感到枯燥和頭痛之外，絲毫沒有帶來一點美感。所以對於這些技術性名詞，藝術家自然不屑一顧了。

這樣看來，這個世界的科學家比那個盲人世界科學家的處境好不了多少。不過這樣一來，就更能體會那個盲人世界科學家的苦衷，要向別人描繪彩虹的美麗有多困難。你可以設想一下：如果不許用「紅、橙、黃、綠、青、藍、紫」等名詞，又如何來向那些從來就沒有看到過色彩的盲人描述彩虹的美麗呢？

事實上，所有在前沿科學領域工作的科學家都會遇到語言上的問題。量子力學的奠基人之一、德國物理學家海森堡就說過一段很有名的話：「語言的問題真是非常嚴重。我們想盡方法來描寫原子的結構……但是，沒有辦法用日常的語言來說原子。」

所以，我懇請讀者能稍稍調整一下自己的感覺，不要把γ射線、X射線、紫外線、紅外線、微波、短波、中波、長波、音頻波、超低頻波等等看成是枯燥乏味、討人厭的技術用語，而是把它們看成與紅、橙、黃、綠、青、藍、紫一樣的文學用詞。只不過後者是我們這個世界使用的文學名詞，而前者卻是幽靈世界所使用的文學名

圖3-3 波的干涉是指兩波重疊時組成新合成波的現象，如圖所示，F1波與F2波重疊後產生新的合成波F1+F2。（右頁上圖）

圖3-4 兩束平面光波的干涉。當兩個波相互干涉，若波峰和波峰落在一起，波幅就會增高，此即「建設性干涉」；如果波峰和波谷落在一起，重疊的波幅就會降低，此即「破壞性干涉」。（右頁下圖）

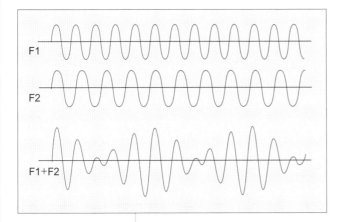

詞。如果你能成功地完成這個感覺上（尤其是感情上）的轉變，那麼你就可以開始學習欣賞電磁波世界，或者說是學著欣賞幽靈世界的美麗和五彩繽紛了。

波的干涉

在波的世界中，還有許多特殊現象；而這些現象，粒子世界中根本不可能存在。眾所周知，兩個小球不能同時占據同一個位置，「有我無它，有它無我」。然而，對於兩個波來說，根本就不存在這種勢不兩立的問題。因為兩個波完全可以同時占據同一個位置。不要說兩個波，就是三個、四個……以至無數多個波都可以同時占據同一個位置，毫無衝突。

同樣的，兩個人也不能同時占據同一個位置，不能同時坐在一張不大的椅子中。有我無他，有他無我。然而在古人所相信的幽靈世界中，兩個幽靈倒是有可能重疊在一起，同坐在一張小小的椅子中。

當然，現代科學家與古人之間的差別還是不小。古人是憑著他們的主觀感

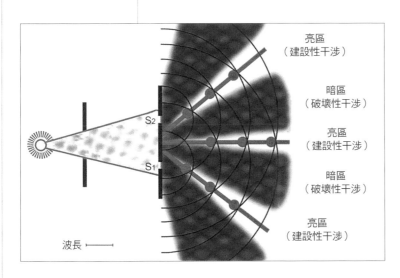

亮區
（建設性干涉）

暗區
（破壞性干涉）

亮區
（建設性干涉）

暗區
（破壞性干涉）

亮區
（建設性干涉）

波長

S_2

S_1

覺，甚至是直覺，來發現這個幽靈世界，並用文學的語言來描寫這個世界，好像是在描寫一個夢幻世界。然而，現代科學家憑藉的是客觀的科學證據，憑藉的是客觀的儀器測量，憑藉的是理性的分析和嚴格的數學推導；然後再用非常理性、嚴格、定量的科學語言描述出來。雖然這種嚴格的科學語言，不如文學家描寫幽靈世界那樣精彩。然而，當科學向技術發展，並對人們的生活和整個社會產生巨大影響時，卻不能不讓人折服。所以，儘管科學家所描述的電磁波世界也是看不見、摸不著，人們還是很相信，甚至當成天經地義的事。

圖3-3是描寫當兩個不同波長的波疊在一起時，會出現什麼現象。我們可以看到當兩個波峰遇在一起時，會疊加起來，產生一個更高的波峰；而當一個波峰和一個波谷遇在一起時，會相互抵銷。這樣一來，我們就可以很清楚地知道兩個波疊在一起時所會出現的現象，並且還可定量地計算出疊加後的結果。

當然，科學家不會說這就是兩個幽靈疊在一起時的情況；而是說這是兩個波的「重疊」（superposition），或說是兩個波的「干涉」（interference）。這樣的專業術語不但比較精確，而且很能讓外行人望而生畏，從而由畏生敬，使得別人更敬畏我們這些被稱為科學家的人。

事實上，「干涉」是物理學中一種非常普遍又非常重要的現象，又可進一步分成「建設性干涉」（constructive interference）和「破壞性干涉」（destructive interference）。

圖3-4表示一束光通過兩條窄縫（S_1和S_2），從而分成了兩條光束。然後這兩條光束又重新相遇在一起，並從不同角度重疊在一起，產生了干涉現象。在建設性干涉區域，出現了明亮帶；而在破

壞性干涉區域，則出現了暗帶。

其實，圖3-4所顯示的干涉實驗不過只是最最簡單的實驗。如果你稍稍細心一點，自己就可以很簡單地在自然界中看到美麗的光線干涉圖，觀察時間要選在雨後又馬上出太陽的日子。這時馬路上往往還有許多淺淺的小水坑，如果這小水坑中又有一點油浮在水面上，那麼在日光的照射下，你就會在水坑表面上看到五彩繽紛的花紋，這就是光波的干涉圖案。

圖3-4的干涉實驗是在可見光的範圍內進行的。事實上，同樣的干涉現象也會在幽靈一樣看不見、摸不著的電磁波世界中發生，從而產生許多雖然看不見、卻更為五彩繽紛的花紋。

在這兒，我們首先要指出「干涉現象」不但會產生更豐富的圖案和色彩，還會產生更豐富的結構。這種由波產生的結構往往是一種動態的結構，但在一定的條件下，這種結構也可以相當穩定。

乍看之下，要用不停運動的波來形成一種結構是很困難的。但是正如圖3-5所表達的，只要一個波在兩個反射面之間來來回回地跑，就會產生一種穩定的「駐波」。

圖3-5所表達的只是在一根彈性弦上的機械駐波。如果這根弦的兩邊都沒有盡頭，而且在不考慮能量的損耗情況下，那麼一個機械波就會同時向兩個不同的方向越跑越遠，跑向無窮無盡。然而，當這一根弦的兩端被固定時，波就會在弦的端頭上被反射回來，朝著相反的方向前進。這向後行進的波與向前行進的波會重疊在一起，產生駐波。這樣一來，儘管波還是不停地跑，但正如我們在圖3-5看到的，這時會形成一個紡錘體接一個紡錘體似的穩定結構。

用數學術語來說，圖3-5的駐波稱為「一維」駐波，也就是在一根線上的駐波。同樣的原理，駐波也可以在「二維」的情況下產

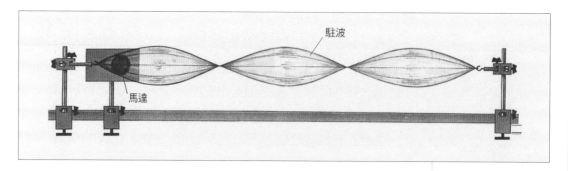

駐波

馬達

圖3-5 弦上的一維駐波。駐波現象之所以發生，是因為有兩個波動往相反的方向行進，兩波動相遇干涉後就產生駐波。

生，也就是在一個平面上產生駐波，就如圖3-6所示。

　　在這兒，我們還想再次強調一下，圖3-5和圖3-6所示的干涉圖案只是機械波，而且是肉眼可見的（如圖3-5），或者用平板上的小顆粒使之變得肉眼可見（如圖3-6）。

　　事實上，這種干涉圖案往往是肉眼看不見的。不用說廣大的電磁波，即使是機械波或聲波，也是肉眼不可見的。這種肉眼不可見的、既動態又穩定的駐波或干涉圖案，常常發揮很重要的作用。

　　例如，大家都知道小提琴有個非常漂亮的形狀，也有相當動聽的聲音。但是，人們很少想到這美麗的外貌和悅耳的聲音之間有什麼必然聯繫。從波的角度來看，小提琴的美麗琴身只是一只「諧振腔」，用來選擇不同頻率的駐波。或者說，某些特定頻率會在這個諧振腔內部形成駐波的干涉圖案（見圖3-7），從而得到強化；而其餘頻率則因不能形成駐波而被衰減掉了。這樣，諧振腔形狀就決定了哪些特定的頻率會得到強化，並且持續時間較長；而其餘頻率則會被衰減掉許多。於是，諧振腔形狀就決定了頻率的組合。用物理學家的話來說，音樂家所說的不同「音色」（timbre），就是不同的「泛音」（overtone）組合。簡單來說，諧振腔的形狀和材料會決定音色。所以，小提琴的美麗琴身不是單純只為了好看，更是為了得

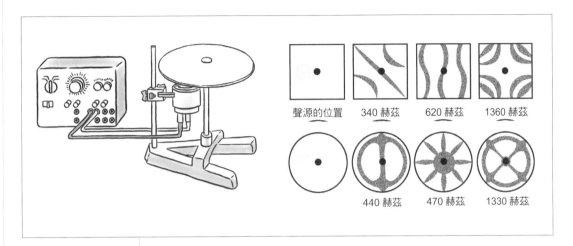

聲源的位置　340 赫茲　620 赫茲　1360 赫茲

440 赫茲　470 赫茲　1330 赫茲

圖3-6 二維駐波形成
的干涉圖案。機械波
或聲波的干涉圖案往
往是肉眼看不見的，
這裡是用平板上的小
顆粒使之變得可見。

到悅耳的音色。

　　也就是說，音樂家所說的音色，的確就是美麗的顏色，亦即不同
頻率的組合。但這些都是我們肉眼看不見的顏色，或者說，這是我
們看不見、卻非常美麗的彩虹。

　　其實，圖3-6和圖3-7所表達的還是二維的駐波或二維的干涉圖
案。在三維情況下，這種駐波或干涉圖案就更複雜了，而且事實上
就是一種三維的、動態的、立體的空間結構。

幽靈音樂

　　這兒還要指出，雖然圖3-7的干涉圖案是肉眼看不見的，但所幸
的是，它們還是聽得見的音樂。所以，儘管不能用肉眼看見琴身內
部那非常美麗且變幻無窮的干涉圖案，還是可以用耳朵盡情享受那
悅耳的音樂及美麗的音色；換句話說，可以用耳朵來欣賞那看不見
的顏色。

　　可惜，我們耳朵的能力也很有限，我們只能聽到20到20,000赫

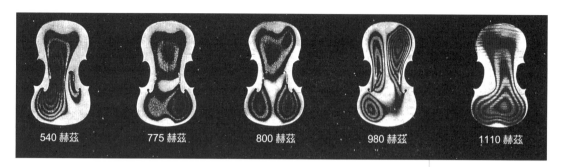

540 赫茲　　775 赫茲　　800 赫茲　　980 赫茲　　1110 赫茲

茲的聲波。我們把高於20,000赫茲的聲波稱為「超聲波」，我們聽不見，但蝙蝠能聽見；我們又把低於20赫茲的聲波稱為「次聲波」，我們也聽不見，但許多動物都能感受到，這就是為什麼許多動物在大風暴或大地震之前就有預感能力。例如，在2004年12月26日的大海嘯中，二十多萬人不幸喪生，卻幾乎沒有動物死亡。原因很簡單，因為沿著地殼傳播的次聲波早在海嘯到達前就已經到了相關區域，動物有足夠的時間逃命。

事實上，我們不僅是超聲波和次聲波的聾子；對廣大的電磁波世界來說，我們更是聾子。因此對於浩瀚無邊的「波的世界」，我們不但是聾子，還聾得相當厲害。目前的情況是這樣，從理性上我們應該早就知道，我們生活的這個世界充滿了電磁波的音樂。事實上，不要說是物理學家，即使只受過中等教育的每個人都知道，電台發射出來的電磁波就是一種音樂，就是一種聽不見的音樂；而我們對於這種從電台中直接發射出來的電磁音樂，則是徹底的「聾子」，唯有透過收音機的幫助，把電磁波轉變成機械波，我們才能欣賞和享受這種音樂。

但另一方面，不要說是一般民眾，就是許多物理學家也害怕去面對這個痛苦的現實：在這充滿美妙音樂的電磁波世界，我們都是無

圖3-7 小提琴的美麗琴身不只為了好看，更是為了得到悅耳的音色。因為小提琴的琴身是一只「諧振腔」，可用來選擇不同頻率的駐波。圖為用干涉儀測出在琴身內部的穩定干涉圖案。

藥可醫的聾子，而且是又聾又瞎。

所幸的是，物理學家和工程師們已經發明了許多方法來幫助我們去欣賞和享受幽靈世界中的音樂，去欣賞和享受幽靈世界中的色彩和故事。從某種意義上來說，普通的收音機就是一種幫助我們聽到幽靈世界聲音的「助聽器」，而普通的電視機也是幫助我們欣賞和享受幽靈世界色彩和故事的「助視器」。

事實上，醫生也早就在研究和應用這種聽不見的音樂了。例如，心電圖和腦電圖都是人體內電磁波的記錄儀。換言之，它們就是用來記錄幽靈世界音樂的儀器。可惜，雖然心電圖已經有了一百多年的歷史，每個醫生都知道怎麼使用這種儀器，卻只有極少數的醫生想到，他們正在解讀的並不是一種枯燥乏味、毫無人情味的曲線，而是一種扣人心弦的美妙音樂。在本書中，我們還要強調的是，心電圖和腦電圖只不過是人體內交響樂中的一小部分，當我們真正瞭解到人體內的交響樂時，我們才能領會到，這支交響樂有多麼美妙、多麼和諧，又多麼扣人心弦。

幽靈結構和整體醫學

近年來，醫學界出現了越來越多的新名詞，例如能量醫學、振動醫學（vibration medicine）、資訊醫學（information medicine）等等，而且變得越來越時髦。這說明，越來越多的醫生已經意識到波和能量分布在醫學中的重要性了。

不過，我們不得不注意到，能量、振動和資訊等名詞都是描寫一些看不見、摸不著的東西，與幽靈無異。換句話說，所謂「能量的分布」一詞，幾乎就完全無異於幽靈的結構。

而事實上，從現代生物學和物理學的知識中也早已知道，當人體

內組織正在振動以及神經脈衝正在傳遞時，都會發出大量的電磁波，就如心電圖和腦電圖所記錄下來的波。科學家也知道，當組織、細胞、分子等等振動時，也會發出大量的電磁波。而在人體這個諧振腔中，也會形成駐波和駐波重疊而成的干涉圖案，也就是肉眼看不到的空間結構。這種肉眼看不到的空間結構，又決定了身體內和身體周圍能量的空間分布；而這種能量的空間分布，又反過來影響到身體的生理生化功能。

所以，這人體內的幽靈世界，也就是電磁波世界、電磁波結構、能量分布、資訊傳遞等等，都與針灸、氣功等許多整體醫學中的神祕現象緊密相關。但是，我們卻很難從現有的醫學教科書和生物學教科書中找到現成的答案。

相較於看不見又摸不著、與幽靈差不多的能量，西醫中像剛體一樣的分子和原子就實際多了，也容易理解及容易接受多了。所以，分子和原子就成了現代西醫的基礎。然而，這種認識只是現代醫學的第一步；而現代醫學研究的下一步，就是對這種瀰散能量結構的認識。

當然，古人憑著直觀，早已感覺到某種所謂氣血等抽象東西的存在，並且也寫在古典的醫書之中。但是，這也是遠遠不夠的。所以，在本書的下一部分，我們會重點談談這種人體內的幽靈世界結構與針灸、氣功等古典醫學的關係，從而來想想現代醫學的未來。

第二部

醫學和科學的巨變

第一章：醫學市場的轉向

有位中國農民，在一所新建的西方教會醫院中做雜務工作。當他退休回到遙遠偏僻的山村中，帶回去一些皮下注射針和大量的抗生素。然後打出行醫的招牌，每當有發燒的病人來，他就給病人注射這種奇妙的藥物。儘管這位「西醫大夫」對抗生素的作用機理一無所知，卻醫好了大多數的病人。

凱查克（Ted J. Kaptchuk，美國醫學教授）
《無人編織的網》（*The Web That Has No Weaver*），1983

　　當今世界出現了一股「中醫熱」。許多西方國家的醫生千里迢迢來到中國，認真學習中醫。事實上，不但是中醫，許許多多古老的醫學都在復活，例如古老的印度醫學、古老的德國醫學、古老的英國醫學。氣功也不再是中國人的專利和特色，而變成了許多已開發國家的時尚運動。顯然，這是對傳統西醫醫療市場的一種競爭和挑戰，也是對現代科學的一種挑戰。因為現代西方的西醫到中國來學中醫，就與凱查克教授所說的那位曾經在西方教會醫院工作過的中國老農民一樣，學會了治病，但是自己也不知道為什麼在病人身上扎上幾個洞就能治病。

　　不管如何，能治好現代西醫看不好的慢性病是最最重要的，尤其是醫學市場化，私人醫生要吸引病人，就只能「不管白貓黑貓，能抓老鼠就是好貓」，不能死守西醫那一套了。醫學的市場所面臨的這種巨大變化，不單是醫生能看到，醫療器材和藥品公司能看到，醫療保險公司能看到，民眾能看到，政府也能看到。

　　其實，除了醫學市場上的表層變化之外，科學（尤其是生物學和物理學）也面臨一場巨大的變革。而這一點，只有極少數受過良好訓練並具有深刻洞察力的科學家才會注意到，因為這是十分內在且

又非常深刻的一種對科學的挑戰。這兩場巨大的變革又是相互呼應，將會對二十一世紀整個人類的思維產生巨大而深遠的影響。

替代醫學

雖然中醫熱出現在西方是令人可喜的現象。然而在西方，人們往往把中醫等等非現代西醫的中外方醫學統稱為「替代醫學」或「另類醫學」（alternative medicines）。老實說，「替代」或「另類」都不是褒義名詞，而是暗含著非正宗、非正品、替代品、二等品、三等品、次級品等等含意。

但是，把這些醫學稱為替代醫學或「另類醫學」真是非常冤枉。因為在現代西醫出現之前，這些醫學才是正宗的中國醫學、正宗的印度醫學、正宗的德國醫學、正宗的英國醫學……。而且「正宗」了幾百年、幾千年，只不過到了上一世紀，這些古老的正宗醫學才不知怎麼敗在現代西醫的手下，從正宗的寶座上被趕了下來，淪落成替代醫學，靠邊站了。

當然，這場歷史性失敗有著很多原因。

第一個原因是，這些古老的正宗醫學在控制傳染病方面遠遠不如現代西醫。而在人類的歷史上，傳染病往往是死亡率最高的疾病。尤其在歐洲，「瘟疫」曾經令人談之色變。由於瘟疫，歐洲歷史上曾幾次出現人口大幅下降，許多村莊都成了荒野，倫敦也曾幾乎成為一座死城。其實，牛頓發現萬有引力和歐洲文學上的第一本小說《十日談》（Decameron）的出現，都是逃避瘟疫時的產物。

然而疫苗的發現，尤其是抗生素的問世，幾乎所有細菌性疾病都成了它的手下敗將。抗生素的發明還不到一個世紀，但是那些當年令人恐怖的名詞，如瘟疫、鼠疫、霍亂、傷寒、痢疾、天花……，

都已經被現代人所淡忘。人們只有在歷史書上，甚至是在醫學歷史書上才能找到它們。在控制傳染病方面的巨大成功，確立了現代西醫在社會上的地位和聲望。

第二個原因是，現代西醫的外科手術比任何一種古老的正宗醫學都精湛，都厲害。而且不幸的是，整個人類的歷史充斥著戰爭，尤其是上一世紀，人類經歷了歷史上最大的兩場戰爭。在和平時期，外科手術又從工傷事故、交通事故和體育事故中不知救活了多少人的生命。所以，外科手術的巨大成功，進一步加強了現代西醫在社會上的地位和名聲。有人就說過這樣的笑話，單單靠手術刀和抗生素，現代西醫就把所有古老的正宗醫學統統打翻在地了。

當然，還有非常重要的第三個原因：那就是近代科學的長足發展。由於工業革命和近代科學的出現，我們才有了火車、汽車、飛機等先進的交通工具；才有了收音機、電視機、電燈、電話、手機、電冰箱、洗衣機等等方便的家用電器；才使今日的農業，能生產出供全世界吃飽吃好的農產品和畜產品。事實上，現代科學也是現代文明的一種基礎。所以在現代社會中，科學地位就非常重要了，人們也常說：「不要迷信，要信科學。」於是科學也就成了可以令人頂禮膜拜的東西，幾乎取代了上帝的位置。事實上，許多人（包括許多科學家）也真的把科學看成了上帝。

除了在技術上的成功之外，現代科學還有一個非常完整一致的理論體系。可以毫不誇張地說，現代科學理論是人類有史以來所建立的最完美、最嚴格的知識系統，並且成了現代社會中標準化的教育系統。任何人類的活動，只要與這個標準化的知識系統相容，就很容易被接受，反之就很困難；而現代西醫是完全與這個標準化的知識系統相容，所以就被認為是「科學」的醫學。反之，所有古老的

正宗醫學，包括中醫和針灸等，都與這個標準化的知識系統不能相容，所以就被認為是「不科學」，不能被西方的主流社會所接受，當然更不能為科學界所承認了。在這種情況下，西方人用「替代醫學」一詞已經算是相當寬容了。

褪色的光環

不過俗話說得好，「三十年河東，三十年河西」，風水輪流轉。到了二十世紀下半葉，尤其是過去的二、三十年，世界潮流的發展又好像對現代西醫不利了。

首先，自從第二次世界大戰結束以來，全世界就沒有打過大仗。這樣一來，外科醫生在戰場上救死扶傷的工作就沒有那麼多了。同時隨著技術的進步，工廠中的工傷事故也減少了許多，甚至交通事故也少了許多。現代醫學面臨的最大問題，已不再是「白衣天使」所肩負的救死扶傷使命，而是如何提高「生活品質」的問題。然而這一方面，卻不是外科的強項。這一來，曾經是非常輝煌的西醫外科不但失去了許多市場，也失去了昔日的光環。

第二個原因是，自從二次世界大戰以後，全世界的生活水準和衛生條件大大改善，使得細菌性傳染病在發達國家幾乎消失，細菌性疾病再也不是人類的頭號敵人。這樣，以抗生素為基礎的西醫內科也失去了許多榮光。

如今，儘管急性細菌性傳染病不再成為攸關人類生死的死敵，但人們還是面臨著許多問題，先不說癌症、愛滋病等可怕的疾病，單單是慢性病和功能性紊亂等現代病就夠醫生們頭痛的了。現代西醫的強項是急性病，而弱項則是慢性病和功能性紊亂等現代病。

在醫療發達的西方國家中，許多病人都有過這樣的經歷：因為頭

痛或其他一些身體不適去看醫生。如同常規一樣，醫生用許許多多先進儀器對病人先做了全面精密的檢查，得到了一大堆化驗報告。醫生看完了這一大堆化驗報告後，笑咪咪地說：「所有的指標都正常，您很健康，可以回家了。」這種叫人哭笑不得的結論，好像是病人在說謊。那麼在這種情況下，如果你是病人，又會怎麼想呢？

當然，這些被西醫客客氣氣趕出來的病人，只好去找一些什麼「替代」或「另類」療法，比如針灸、草藥、水療、熱療、順勢療法等等。於是，許多古老的醫學又「復活」了。儘管失去了正宗醫學的寶座，卻在替代醫學的旗號下大舉占領西方醫學市場。根據哈佛大學醫學院教授艾辛博（David Eisenberg）及五位同事在1993年《新英格蘭醫學期刊》（*New England Journal of Medicine*）上登的文章，在1,539個受訪的美國成年人中，有三分之一的人在過去五年看過替代醫學，而這些人前一年平均看了十九次之多。根據這篇文章的估算，一共有一百億美元的「私房錢」，也就是不在醫療保險系統的錢，流到了替代醫學的市場中，而且只有三十億美元是花在美國的醫院。

對於醫學市場來說，一百億美元實在太有吸引力了。其實，這還只是1993年的資料，現在的市場有多大就可想而知了。於是一個奇怪的現象在美國出現了，許多上百年來一直咬牙切齒咒罵替代醫學為庸醫、巫醫的大醫院和醫學中心，忽然轉了一百八十度的大彎，打出了「替代醫學」、「傳統醫學」，甚至「心靈醫學」的廣告。

單單在美國，就有七十五家醫學院開設「替代醫學」或「輔助醫學」的課程。美國「國家健康科學研究院」（National Institute of Health）就設立了「輔助醫學和替代醫學國家中心」，許多地區醫院和大學附屬醫院也紛紛設立了新的服務項目，例如馬里蘭大學開

設了「輔助醫學部」；湯瑪斯‧傑佛遜大學設立了「整合醫學中心」；邁阿密心臟研究所（Miami Heart Institute）則辦起了「替代醫學和長壽中心」。在邁阿密這個中心的小冊子中，你可以找到運動療法、生物氧化療法、氣功療法、虹膜診斷法等二十六種不同的醫療方法。

出於好奇，到東方去

時代真是變了，世道也變了。現在，那個在西方教會醫院中學西醫的中國農民故事有了一個相反的新版本。這個新版本不但是真實的，還是活生生的，因為它還在繼續寫下去。這個新版本故事就是：成千上萬受過高等教育且有多年臨床經驗的西方醫師，紛紛奔向東方，奔向中國，奔向印度，奔向西藏；學中醫，學印度醫學，學藏醫。

在這奔向東方的西醫大軍中，可以按時間分成兩大類，分別帶著完全不同的動機奔向東方。早期奔向東方的西醫隊伍是一群探險者，他們抱著好奇的心態來探索這神祕的東方醫學，只是去考察考察，沒有什麼很務實的目標，更像是科學考察，頂多回去寫點報導了事；而近期奔向東方的西醫大軍，則是抱著非常務實的商業目的，他們為的是多學一點東方醫學，好回到西方國家去吸引顧客，擴大業務，增加收入。

事實上，這也反映了西方人對東方醫學看法的不斷改變。就拿針灸來說，雖然針灸在中國已有五千年的歷史，但是針灸治療法首次出現在西方醫學刊物上還不到兩百年的時間，不過是十九世紀的事。然而，當時寫針灸報導的人還不是醫生，只是一些探險家的獵奇文章。他們在文章中這樣描述：在遙遠的東方，還有一些神祕、

古老的原始醫療方法。所以，幾乎沒有一個醫生會認真地對待這樣的報導。

但是到了1920年代，四十名正宗的西醫，而且還是來自最認真也最古板的德國，認認真真地到中國考察中醫、中藥和針灸等。可惜，當時還是時機未到。大家都知道，1920年代到1950年代，全世界還是充滿了戰亂、饑荒和傳染病。面對當時的局面，救死扶傷還是第一緊急任務，所以使用磺胺劑、疫苗、抗生素和手術刀為基礎的現代西醫，仍然是最最重要的。至於「理氣補血」和「調理」的事情，還可以再擱一擱。

如前所述，中藥和針灸等古典醫學，除了面對戰傷、急性傳染病等方面不夠有力之外，與現代科學理論不能相容也是個大問題。老實說，現代科學不但是工業革命的基礎，也是帝國主義和殖民主義先進武器的基礎。就是衝著當時帝國主義和殖民主義的強大，也不能不承認科學自有它的威力。所以就有了「中學為體，西學為用」的倡導口號。

在這種情況下，不要說是西方的西醫界不關心這種古老的、神祕兮兮的中醫，就連當時中國的行政院長孫科，也在考慮要不要禁止這種「不科學」的中醫。甚至到了2006年，中國大陸還興起過一陣「告別中醫」的浪潮。

然而，二次世界大戰一結束，立刻就有一批優秀的西方醫師認認真真地從現代科學的角度來研究中醫和針灸，尤其是從電子學的角度來研究針灸。在此一方面，德國醫生科隆（Richard Croon，見圖4-1）是全世界的先鋒，早在1947年，他就發現了針灸穴位與皮膚上低電阻點之間的關係。然後，他又與德國卡斯魯理工學院（Technischen Hochschule Karlsruhe）的兩位教授合作，從不同

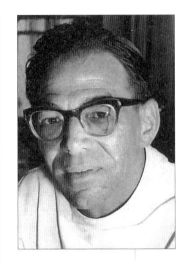

圖4-1 德國的科隆醫生（1910-1961），他在1947年發現針灸穴位與皮膚低電阻點之間的關係。

頻率、不同電壓等等角度，對這種測量的可靠性進行了深入細緻的研究。科隆醫生的兒子承繼父業，至今還繼續在這方面工作。

1950年，年輕的日本醫生中谷義雄也獨立地在腎病患者身上發現了腎經上穴位的低電阻現象。可惜，由於指導老師的堅決反對，他沒能把這方面的研究工作繼續下去。

然而從1953年起，另一位德國醫生福爾（Reinhold Voll）把他畢生精力投入經絡電現象的研究之中。與科隆醫生不同的是，福爾醫生的工作更注重臨床。他與學生把大量不同的病例與電測量的結果進行比對，並結合中醫和針灸的理論，找出了一系列疾病與穴位電導能力之間的關係。於是，這些關係就成了一系列的新臨床診斷標準。這樣一來，他們就把針灸這種古老的純治療手段，發展成了一種全新的診斷手段。

雖然科隆醫生、中谷義雄醫生、福爾醫生以及後來許多對針灸有興趣的西方醫生和工程技術人員，分別從不同角度把古老的針灸與現代科學技術相結合，大幅發展了這種古老醫療手段。但是，這並不等於說：針灸理論已經被科學界所承認。事實上，即便是在科隆醫生和福爾醫生的祖國德國，針灸也是到了二十一世紀初才被醫療保險公司正式認可。

為了生意，到東方去

其實，醫療保險公司對針灸的認可，在很大程度上還是迫於市場壓力。事實上，這也是近年來西醫大軍奔向東方的第二個原因。如前面所說，由於慢性病和功能性患者對西醫的不滿，而轉向尋求替代醫學。這也迫使受過良好西醫教育的西方醫生奔向東方，學習替

代醫學。當然，市場的壓力比出於好奇或純考察的動力要強大得多了，人數也多得多了。

所以對中醫等等替代醫學的態度，不單是西醫的醫生和保險公司在改變，就是公眾輿論和政府政策也在不斷改變。西方對中醫態度的改變始於1970年代。當時，經過二十多年的和平，西方國家已普遍富裕起來。在這些國家中，醫療體系已經健全，所以細菌性傳染病再也不是人類的頭號敵人，人的平均壽命也已大大延長。於是，以疫苗、磺胺劑和抗生素為基礎的西醫內科不再像昔日那樣光芒四射。同時，二戰結束以後，戰傷也急劇減少。於是西醫外科也不再扮演救死扶傷，像天使一樣重要的角色了。

另一方面，也許要歸因於人類貪婪、不知足及不知感恩的天性。所以一旦過上了二戰以後的好日子，負心的人們馬上就忘了當年西醫對人類的巨大貢獻，也忘了西醫曾經把成千上萬的人從死亡邊緣救了回來，反倒指責西醫的無能，不能解決他們的頭痛，也不能解決他們的腰痛。這還不打緊，這些寡情薄義的人還把他們當日的救命恩人——「現代西醫」冷落在一旁，回過頭去尋找那些古老、不科學的替代醫學。

不過要不是文化大革命的結束，要不是中國重新打開了大門，那些寡情薄義、背叛西醫的西方人，就是想找中醫、想找針灸，恐怕也沒有門路。到了1976年，那些最先鑽進中國門縫的美國記者，首先寫的就是針刺麻醉，還刊登在《紐約時報》的頭版頭條。這一來，可讓美國佬跌破眼鏡了。這種神祕的、不用麻醉藥的麻醉技術，成了街頭巷尾的熱門話題。

不過，當時美國的西醫界還努力對針灸保持著高傲和不屑一顧的態度，認為針刺麻醉只不過是「安慰劑效應」（placebo effect），

「信則靈，不信則不靈」。但是，不管如何，「針灸」這個名詞不但在美國，同時也在西歐變得眾所周知了；而歐洲又是現代西醫的發源地和大本營。

到了1980年代，中國的大門真正打開了，大批的西醫開始湧進中國，學習針灸和中醫。於是就出現了像那個在西方教會醫院學西醫的中國老農民故事一般，相似卻相反的新版本。成千上萬受過高等教育且有多年臨床經驗的西方醫師，紛紛奔向中國，學習怎樣在人身上扎洞。

新舊兩個版本的故事是相反的，因為一個是向西跑，一個是向東跑，教育程度也大不相同。但是，這兩個版本又有驚人的相似之處。因為那個中國老農民不知道何以皮下注射這種奇怪的藥，能讓病人退燒，儘管他在老家的村子裡成功地開辦了「發燒門診」。同樣的，那些西方醫師也不知道為什麼，在身上扎幾個洞就能緩解腰腿痛，儘管他們也在歐美開設了許多「針灸門診」，生意也不錯。

說實在的，這種局面還真有點荒唐。但無論如何，針灸倒是真的在西方廣泛傳播開來了。例如單單是德國的針灸協會就有四千多名會員，他們不但自己用針灸治病，還辦了許多培訓班，甚至還辦起了針灸學校，教起那些英語講得不太好或拿不出整段時間到中國去學針灸的醫生。英國的針灸學校已有了二十多年的歷史，許多大學都開設了中醫課程。同時英國政府也在考慮，如何為中醫立法，還打算跑在歐盟的最前頭，想在整個歐盟為中醫立法時，用英國的法律來做個榜樣。

1991年，蘇聯解體標誌著冷戰的結束，這樣一來，東西方的交流就大大強化了，中國的大門也打得更開了。不但是西方的西醫跑到中國學針灸、學中醫；大批有經驗的華籍中醫師也跨出了國門，

到西方去行醫、去上課、去開藥房……。到了二十一世紀初，許多中醫大夫在英國、美國和澳大利亞已經成了大氣候，並成為當地西醫的可怕業務競爭對手。

在這種情況下，英國、美國和澳大利亞等國政府已開始考慮建立有關的法律來調節醫學市場，提高醫生素質，控制草藥品質和安全使用等問題。同時，不同的醫療保險公司也考慮如何適應病人要求，研究在哪些範圍內的針灸和草藥可以報銷，以及報銷的費用額度等財務細節。

科學不科學

可以肯定的是，醫學市場的這種發展是不可阻擋的，並且還要進一步朝這個方向發展。然而，「替代醫學」在市場上的成功，並不等於它們已經從「不科學的」主動變成了「科學的」醫學。西方醫學界和科學界對中醫的看法，可以很典型地從美國醫學教授凱查克寫的《無人編織的網》那個中國老農民的故事中一窺端倪。

值得注意的是，《無人編織的網》還是一本專門從正面角度介紹針灸的書，也是凱查克教授親自到中國學了多年針灸後寫出來的。顯然他也覺得，雖然目前大批西醫到中國學針灸，但對針灸機理的瞭解，卻與那位老農民何其相似。

儘管醫學市場能接受這種奇怪的局面，反正能治病就行，對機理的瞭解可以放在第二順位，反正多半的病人也不會過問。然而對科學界來說，就很難接受這種奇怪的局面了。無論是支持的科學家或反對的科學家，都要問這樣的問題：「什麼是針灸的作用機理？」並且必須從現代科學的角度來解釋。

在過去的半個世紀，許多西方的解剖學家希望能找出與經絡系統

相對應的解剖結構。他們想，經絡和腧穴（穴位）的位置在古書上寫得一清二楚，那麼我們應該也能像找出血液循環系統、神經系統、淋巴系統一樣，也找出經絡系統的解剖結構，並且固定染色，放在醫學院解剖教研室的標本瓶中，在學生上課時讓他們看看。

可惜，這樣的結構怎麼樣也找不出來。於是這就不得不讓人起疑，是不是整個針灸理論都是一個虛構出來的童話故事，就像白雪公主的故事一樣，儘管白雪公主並不存在，但幾百年來這個美麗的童話還是在幼稚園代代相傳，小孩子從不懷疑，大人也懶得去問。同樣的，針灸理論會不會也是一個美麗的童話故事，在東方流傳了幾千年之後，又流傳到西方來了。不同的只是，白雪公主的故事是從西方傳到東方；而針灸則是從東方傳到西方。至於針灸的療效，那只不過是一種安慰劑效應，信則靈，不信則不靈，否則又要怎樣解釋呢？

所以隨著針灸傳入西方、走向世界，對針灸機理的現代科學解釋也成了一個越來越大的壓力。於是有一些新的基金會建立起來，支持針灸機理的現代科學研究。比方說，英國的「整合醫學基金會」（Foundation for Integrated Medicine）就受到英國皇家的支持，德國的「福斯汽車基金會」（VolkswagenStiftung）則支持了氣功一類的替代醫學研究。其他國家也出現了一些這方面的基金會。

在此同時，許多國家的政府也覺得有責任關心和支援這方面的科學研究工作。例如，美國國家健康科學研究院專門設立了一個「輔助醫學和替代醫學部」；荷蘭政府長期支持替代醫學的研究；歐盟基金會也撥出大筆經費支持順勢療法等替代醫學的科學研究。至於像中國、印度等東方國家政府更感到，支持這方面的研究是他們義不容辭的責任。

　　另一方面，許多歐美的大學，甚至包括最保守的大學，例如帝國理工學院、哈佛大學醫學院、西敏寺大學、加州大學，格林威治大學、亞利桑那大學、密德塞克斯大學（Middlesex University）及杜克大學（Duke University）等，都紛紛召開學術討論會和國際會議，討論如何從事這方面的科學研究。

　　研究工作可以分成兩個方面：第一方面是臨床研究，研究各種替代醫學的有效性、安全性，以及各種不同醫學花費額度的比較等。相對來說，這種研究比較簡單，但也緊急和實用。不管是正結果或負結果，只要投入人力和財力，總可以在一定的時間內得到明確結果。例如，德國科隆大學在醫療保險公司的委託下，對針灸鎮痛是否是安慰劑效應的問題，進行了大樣本睡眠腦電圖的測定。最後實驗結果顯示，針灸鎮痛是真實的，不是安慰劑效應。於是，全德的醫療保險公司都開始支付針灸鎮痛的費用。

　　第二方面是基礎研究，也就是從現代科學的角度研究針刺等整體醫學的原理。這種基礎性研究，不像第一類那樣緊急，卻很重要，因為只有這樣，才能從現代科學的角度搞清楚替代醫學的作用原理。這不單單是為了得到科學界的認可，更重要的是，只有透過這樣嚴格、理性、精確的理解，才能讓替代醫學與現代科學理論相容，使替代醫學重新回到正宗醫學的位置上來，並與現代科學技術一起發展，進一步造福人類。

　　其實，對這些「古老醫學」的現代科學基礎研究，其意義並不是得到現代科學界的認可，而是對現代科學的一種強大挑戰，並且是對現代科學研究的一種強大壓力和動力。

　　從某種意義上來說，這些古老醫學的復興，有點像十五世紀的「文藝復興」。從口號上看來，文藝復興是在復興西元前古希臘時代

的古文化，彷彿是一場方向朝後、開倒車的復古運動。但事實上，文藝復興卻是一場向前且非常積極的革新運動。歐洲的文藝復興是一個新時代的開端，它導致了宗教改革出現，導致了工業革命產生，導致了民主體制的建立和健全，也導致了現代科學體系的形成。事實上，文藝復興使整個歐洲開始走出黑暗的中世紀，並且產生了完全不同於中世紀的思維方式，推動了整個社會的前進。

中醫挑戰現代科學

與文藝復興一樣，這場被稱為「中醫熱」的醫學界復古運動，表面上看來，也是一場保守的、向後看的運動。事實上，它也是一場向前且非常積極的革新運動。所以我們非常幸運地生活在這樣一個時代，正目睹著這一場巨大的變革。正如這部分的標題所指出的：我們正面臨兩場大變革：外在醫學及內在科學；而且這兩場大變革相互呼應，而這兩場變革將會導致人類思想的大變革。

事實上，早在上一世紀的下半葉，基礎科學本身的發展就已經開始一步一步地把現代醫學及生物學、生理學、心理學等現代科學，還有我們這個世界和整個世界觀的弱點揭示出來了。

現在，讓我們從醫學的基礎研究開始，來看看我們思維方式中有哪些明顯的弱點。

一、醫學和生物學中純粒子圖像思維的侷限性

正如美國物理學家史戴普尖銳指出的：「當心理學沿著十九世紀物理學的概念發展時，物理學卻正朝著相反的方面發展。」事實上，我們整個醫學和生物學還是被十九世紀落後的物理學概念統治著。那麼十九世紀的物理學概念又是什麼呢？那就是唯物的概念和

粒子世界的概念。

正如本書第一部第二章所討論過的，事實上，早在二十世紀初期，一些物理學巨匠，如普朗克（Max Planck，1858-1947）、愛因斯坦、波耳、海森堡、薛丁格、狄拉克等等，早就拋棄了十九世紀落後的物理學概念，亦即拋棄了物質是世界唯一本源的概念，以及拋棄了粒子是世界本源的概念。

然而遺憾的是，這種陳舊落後的物質本源概念和粒子本源概念，仍然在生物學、生理學，甚至在心理學中占著統治地位。相反的，中醫和針灸雖然古老，但它們卻與有機體內的能量、資訊、週期性運動、波以及和諧等深刻的概念有關。許多這類概念，都是粒子世界難以充分涵蓋的。所以，如果生物學、生理學和心理學不從這種十九世紀的落後概念中走出來，就真的無從理解古代智者留給我們的寶貴文化遺產。

二、化約、對抗和征服思維的侷限性

此外，現代西醫、現代生物學、生理學、心理學等等研究，基本上都基於化約論的思維方式。所謂「化約論」就是把一個系統分拆成越來越小的部件，從而找出到底是哪個部件出了問題，從而清清楚楚地解決問題。

我們首先應該承認，化約論的思維方式特別適用於修理機械。同時這種思維方式，在早期的醫學研究中也極為成功。例如對傳染病的研究就是這樣，研究人員把病人的大小便、痰液等等進行細菌培養，培養出許許多多不同的細菌，然後再對這些細菌一分再分，找出單純的菌落，最後再對這些純系菌落一一進行篩選，找出唯一有關的病源細菌，同時排除所有其他細菌。找出這種病源細菌之後，

再想辦法消滅它們。

事實上，幾乎整個現代西醫的成功都建立在成功地「化約」、「對抗」和「征服」的思維模式上，所以現代西醫又被稱為「對抗性醫學」。如今，這種思維方式還是相當成功地用在遺傳性疾病和基因的研究上，因為它們還是黑白分明、敵我分明。

但是眾所周知，中醫的思維則完全不同。整個中醫幾乎找不到化約、對抗和征服這類概念；反之，平衡、和諧、調理等等概念卻貫穿著整個中醫理論。所以，如果說現代科學（尤其是生物學、生理學、病理學）不能走出這種有很大侷限性的化約、對抗和征服的思維方式，又如何來研究像中醫這種富於和諧思維的整體醫學呢？

所幸的是，物理學在這方面又先走了一步，從而為整體醫學的研究鋪平了道路。從1970年代開始，德國物理學家哈肯（Hermann Haken，1927-）、美國物理學家開普拉、比利時物理學家普里戈金（Ilya Prigogine，1917-2003）及中國物理學家李克學等人，都在這方面做出了重要貢獻。

哈肯基於「整體大於部分」的思想，於1969年發展出了「協同學」（synergistics）；開普拉指出，整個宇宙就是由不同強度相互作用構成的一個巨大網路；普里戈金發現了「耗散結構」；李克學則證明了「測不準原理」（uncertainty principle）不但適用於微觀世界，也適用於宏觀世界。

可惜到目前為止，還只有極少數的生物學家、生理學家和心理學家知道物理學的這些最新成果和重要變化。所以唯有讓更多的醫生、生物學家、生理學家和心理學家知道物理學界的這些重要變化，並把這些新思想和新進展引到醫學科學的研究中，在面對中醫等古典醫學的整體論思想時才有可能進行真正的科學研究。

　　所以在本書後面的章節中，我們將在介紹科學歷史的同時，一步一步地引進和介紹物理學中的這些重大變化，以及它們在替代醫學的基礎科學研究中的意義。

　　事實上，應該說我們已經十分幸運了。因為早在醫學市場產生巨大變化之前，早在1970年代，物理學的發展就已經為替代醫學的基礎科學研究鋪平了道路。也就是說，科學的這場變革還稍稍早於醫學市場的變化。換句話說，最尖端的現代物理學研究，已經為平衡、和諧、調理等整體醫學中重要概念的定量化科學研究，提供了有力的工具。

　　所以這場科學的大變革，不但會提供一個和諧的、統一的理論框架，從而把許多古典醫學和現代西醫和諧地擺在一起，成為一個更能造福人類的統一醫學。更重要的是，這一場在物理學、醫學、生物學、生理學和心理學中的大變革，會導致整個人類思維的一場大變革，從「化約、對抗、征服」思維轉變為「平衡、和諧、調理」等思維方式。而這種思維方式的改變，會比統一醫學的建立更為重要、更為本質，也更能造福於人類。

第二章：經絡的現代科學研究

針灸是對現有「科學」知識最頑強，也是最活生生的挑戰。它有四千多年歷史，並且根植於一種「身心統一」的哲學；而這種哲學完全不同於現代西方的世界觀。但這個老古董居然不在現代科學面前自然消亡，反而不斷成長。如果「經絡」和「氣」這些東西真的存在，那麼有關身心關係的現代觀點顯然都要修改。

馬斯歐西亞（Giovanni Maciocia）
《活生生的經絡》（*The Vital Meridian*）序，1991

　　在當今世界「中醫熱」的浪潮之中，自然而然地，在科學界出現了所謂「經絡現代科學研究」這樣很基礎性的研究工作。

　　從表面上看來，經絡現代科學研究的目的，就是要求從現代科學的角度來理解和認識針灸的機理。

　　其實，這只是兩種文化的相遇、衝突、交流和融合的過程。現代科學起源於西方，並建立在西方人的思維方式上。所以在深層的意義上，所謂經絡現代科學研究的命題，就是要努力從西方人的文化和思維方式，來理解這帶有強烈東方神祕色彩的古老醫學。

　　那麼，到底什麼是東方文化和西方文化的差別呢？那太多了，即使光在醫學領域也是寫許多書都說不完的大題目。這兒只好長話短說，在針灸的實踐和理論中可以看出東西方文化的一個巨大差別。那就是：東方人看重「功能」，而西方人更看重「結構」。東方人有種很務實的信念，只要這種方法能治病，也就是具有治病的「功能」，就是好醫學。事實上，整個中醫的診斷都是基於「症」，並且對症調理，並不強調是哪個部位出了問題。所以在中醫裡頭，解剖學並不占主要地位。反之，西方人卻特別重視「結構」，不要說是當醫生的，即便是文藝復興時代的大畫家達文西（Leonardo da

Vinci，1452-1519），他的解剖學知識也令人傾倒。十七世紀法國哲學家和數學家笛卡兒（Rene Descartes，1596-1650）的名著《人即機器》（*L'homme machine*），更深深影響了西方人的思維。根據人即機器的觀點，醫生就是機械師。一個好的機械師，當然要非常熟悉機器的結構。所以，解剖學就成了醫學院學生的必修課。甚至可以這樣說，組織學、細胞學以及整個分子生物學都是解剖學的延伸，都是基於人就是機器這樣的信念。西醫和生物學家深信，只要我們把所有的每一個小部件（每一個分子）的結構都搞得清清楚楚了，我們就會對人體無所不知，也就沒有什麼治不好的病了。因為人就是機器，哪個部件出了毛病，換一個就是了。

我們也不能不看到，人即機器這種深刻的信念確實是推動現代醫學和生物學發展的強大動力。基於這種強烈的信念，生物學家把人體分解成不同的器官，再把器官分解成組織，把組織分解成細胞，把細胞分解成細胞器，把細胞器分解成分子，最後再搞清楚分子的結構。這樣精細的工作，為現代西醫奠定了極為堅實的基礎。

因此我們就不難理解，在這種思維指導下，當西方的醫生和科學家遇到中醫，尤其是遇到奇怪的針灸和經絡時，他們自然而然就會問：「針灸和經絡的解剖學基礎是什麼？」也就是說，經絡的結構是什麼？值得注意的是，問這種問題的西醫和西方科學家並不排斥針灸，他們已經承認了針灸的療效，亦即承認了針灸的功能，但是他們還希望能進一步瞭解經絡的結構。

尋找經絡對應結構的工作開始得很早，第二次世界大戰一結束就開始了。在這兒，可以把過去半個世紀對經絡結構的探索分成幾個階段。這不但使我們對過去探索的道路有個清晰的回憶，也有利於對今後的研究方向有更清楚的認識。

第一階段：解剖學研究

最初，科學家想得很簡單，因為在古人留下的經絡圖上，經絡的路線和腧穴的位置都畫得一清二楚，所以只要拿把解剖刀，按著這張圖就一定可以在身體中找出相應的管道之類的東西。但遺憾的是，就是偏偏找不到這樣的東西。這麼一來，科學家馬上就陷入了進退兩難的困境。

我們可以用這樣一個比方來理解科學家的處境。假定生活在十九世紀英國的維多利亞女王，意外地從外星人那兒得到了一台彩色電視機，就與你家中的那台一樣，有著一樣的「功能」和「結構」。現代的科學家當然十分清楚電視機的結構與運作原理，但是那時候的科學家並不知道，因為那時候還不知道電磁場和電磁波的存在。

眾所周知，維多利亞女王是個很開明的君主，也相信科學。於是，她邀請了許多當時的科學家，一同來研究這只奇怪的箱子。最初，那些科學家的想法也很簡單，他們想，在這個箱子中一定躲著一群小木偶或小精靈，會講話、會唱歌、會跳舞，還會演戲。所以只要設法打開箱子，把這群小傢伙抓出來，獻給女王陛下就是了。然而不幸的是，他們沒能成功，這樣就沒法向女王陛下交差了。

現代科學家開始研究針灸和經絡時，情況也差不多，尤其是從1950年代到1980年代。他們想，針灸書上寫得明明白白的，經絡是氣血運行的管道。那麼，這種管道可能是與血管、淋巴管或神經纖維差不多的東西。所以一解剖屍體，馬上就真相大白了。同時他們還可以把這種經絡管道拿出來，浸泡在防腐液中，放進解剖教研室的標本瓶，讓學生好好學習。

1963年，北韓生物學家金鳳漢在英文版的《朝鮮科學院院報》

（*Journal of the DPRK Academy of Medical Science*）上發表了長達二十多頁的論文，宣布他已經在人體內找到了與經絡對應的管道以及與腧穴對應的小體，並分別命名為「鳳漢管」（Bonghan ducts）和「鳳漢小體」（Bonghan corpuscles）。

這當然是重大新聞，不要說是整個北韓，就連中國所有的報刊，都在顯著位置報導了此一重大發現。中國科學院和中國衛生部也發了賀電，並組織了許多中國的醫生和科學家去北韓訪問學習。當時正值冷戰期間，所以不單是北韓和中國，整個社會主義陣營的國家都以十分驕傲的心情，報導了這個重大發現。金鳳漢不但成了北韓的民族英雄，也成了整個社會主義陣營的英雄。這樣重大的消息也傳到了西方國家，十分令人振奮，因為不管如何，如果這個發現是真的，那確實是對醫學、科學，甚至是對整個人類的一大貢獻。

按照現代科學的基本原則，每個發現都必須能在別人的實驗室中在同樣的條件下重複出來。於是全世界的科學家，中國、德國、法國等都在試圖重複金鳳漢的實驗。可惜的是，重複的情況並不理想。著名的奧地利組織學家凱爾納（G. Kellner）非常細緻地重複了金鳳漢的實驗，然後發表了與金鳳漢一樣長的論文，題為「皮膚的結構和功能」（*Structure and Function of Skin*）。他指出，金鳳漢所發現的「鳳漢管」，其實是在胚胎發育中沒有閉合的殘留微血管，而所謂的「鳳漢小體」，就是殘留血管的「末端小體」（end body）。這種結構確實存在，也會對針刺起反應，但並不具有經絡的功能。當然，這是十分讓人尷尬的處境。有傳言說，金鳳漢為此自殺了，但也有人說後來還看到過他。不管怎樣，金鳳漢成了針灸研究歷史中一段不堪回首的醜聞。

然而，我們應該為金鳳漢說句公道話，他畢竟是經絡現代科學研

究的一位先驅。就如探險隊員一樣，雖然他走錯了路，但這條錯誤的路總是要有人去試一試。試過了才知道，想用傳統的解剖學研究針灸和經絡是行不通的。如果不試，就永遠也不會知道。

另一方面，金鳳漢事件也大大地刺激了世界各國對經絡的研究，也包括中國。事實上，中國國內的經絡現代科學研究，就是從金鳳漢事件之後才開始的。

其實，在科學探索的道路上，錯誤是很常見的。金鳳漢事件之所以搞成這樣，也與當時冷戰的歷史環境和過分宣傳有關。所以金鳳漢不但是「經絡的現代科學研究」中的一位先驅，也是在這一場極為艱難的科學探索中的一位殉難者。

第二階段：現象學研究

金鳳漢的悲劇，不但對「經絡的現代科學研究」是一大打擊，對整個針灸界來說也是一個極大的打擊。金鳳漢的失敗，幾乎把整個針灸和經絡的名聲都毀了。於是出現了這樣的問題：「經絡系統是否真的存在？」而當時科學界對針灸和經絡的看法就更糟了，認為針灸是不科學、荒唐、神祕、不可靠、不可能、純屬虛構……，不一而足。

簡單來說，當時科學界普遍認為整個經絡理論都是古人面壁虛構出來的故事，完全沒有實驗證據。至於針灸的療效，也只是與海市蜃樓一樣的「安慰劑效應」。

所以不管針灸有多長的歷史，也不管針灸有多好的療效，更不管針灸學說有多麼美麗，如果不能找到解剖學的證據，就無法證明它的真實性。就如童話故事白雪公主一樣，雖然也有了幾百年的歷史，也非常美麗，個個孩子都信她是真的，也沒有一個家長願意說

她是假的。但是這並不等於說，白雪公主真有其人。

這種論點再說得坦白點，就是認為所有的針灸醫師都是騙子，所有接受針灸治療的病人都是瘋子。例如在1977年的第一屆全國針灸大會上，當針灸大夫表演「循經感傳」時，有人就提出要對這些受試者進行心理學檢查，看看是否有精神上的問題。

顯然這種懷疑派的論點，實在太傷害針灸師和所有中醫師的感情了。同時循經感傳又是針灸操作成功的一個重要指標，如果說循經感傳只是病人在騙大夫，而且騙了幾千年，實在是匪夷所思。

在這種形勢下，中國組織了一個史無前例，也許堪稱是空前絕後的研究大專案，稱為「循經感傳的研究」，由福建中醫研究所胡翔龍大夫主持，從南到北共有二十八個單位參加，甚至還包括中國支援非洲的醫療隊，總計共調查了63,228人，包括不同的民族和人種。最後終於用大量的統計資料和儀器測量表明，針灸並不是古人面壁虛構出來的童話故事，而是一種真實的東西，儘管當時還不知道它是什麼。

所謂「循經感傳」的現象，是指在針灸操作時病人的一種主觀感覺。當針刺在正確的位置上並起了作用，病人會感到一種特殊的感覺沿著對應經絡路線在走動。這種感覺常常是痠、脹、麻、熱、冷、痛或電擊感。偶爾這些感覺中的某一種會單獨出現，但在多數情況下，是痠、脹、麻的混合感覺。在針灸的古書中，把這種感覺稱為「氣感」或者是「得氣」。針刺得氣就表示治療發生作用了，得氣時不但病人有痠、脹、麻等感覺沿著經絡路線爬行，大夫也會感覺到針被吸住了，很「澀」，不易轉動，也不易拔出。

從某種意義上來說，這種循經感傳研究有點像民意測驗，是對某種主觀感覺的調查。在這種調查中，雖然也有人會說一些言不由衷

的話，但是成千上萬的人說同樣的謊話，總是比較困難。所以這種研究方法，在現代科學研究中也是被允許的。

同時，這個專案的調查方法也按現代科學的標準進行了標準化。這種「氣感」是用低頻電子脈衝來誘發的，儀器用的是直徑3-5公釐的銀質電極，放在「井穴」上，井穴一般在手指或腳趾尖上；或放在「源穴」上，源穴一般在腕或踝的關節處。在調查中，大多數大夫採用這種標準化的電刺激方法，但也有一些大夫用手壓或用普通毫針來刺激穴位；還有一些大夫既不選用井穴或源穴，而是選用其他穴位。

除了刺激方法之外，氣感的級別也設法標準化，便於統計學處理。調查結果顯示，在這63,228人中有78%的受試者出現了循經感傳現象。也就是說，有四萬多名受試者有了這種感覺。顯然，要說四萬多人都是騙子或傻子，實在有點困難了。同時根據醫學和藥物學的經驗，安慰劑效應最多只有25%，而78%是遠高於安慰劑所能達到的效果了。

第三階段：超越古人

事實上，這個循經感傳研究的結果遠遠超過了預期目標。許多參與的大夫和研究人員，都趁此機會問了許多古人沒有問過的問題，並且自己在實驗中進行考察，得了許多非常重要的結果，澄清了經絡理論中許多不夠清晰的概念，為進一步的科學研究，包括找到人體內「看不見的彩虹、聽不見的音樂」，先鋪好了道路。

古書的記載是否有錯誤？

有些循經感傳的研究人員問了一個非常重要的問題，那就是「古

書所記載的經絡位置是否完全正確？」

從許多循經感傳的觀察結果來看：在人體的四肢，感傳線基本上與經絡線一致；但是在軀幹部，就可以觀察到感傳線與經絡線之間的不一致；而在頭部，兩者之間的差別就相當大了（見圖5-1）。

還有，雖然多數人的感傳線路很相似，但有時個體差別可以很大。

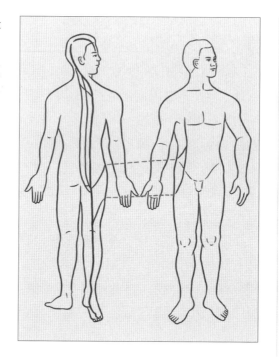

循經感傳線路的穩定性及可變性

第二個重要問題是：經絡線是否像血管和神經一樣，同樣有固定不變的位置？

觀察指出，當有些人生病時，循經感傳的線路會出現大幅變化。有時感傳會完全離開平時的線路，直奔病灶所在

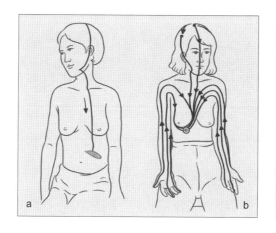

圖5-1 **100位受試者膀胱經上感傳線路的疊加** 儘管多數人實際的「感傳線路」與膀胱經基本上一致，但還是有相當數量的人，他們實際的「感傳線路」與膀胱經不完全一致。圖中的粗線表示多數人實際的「感傳線路」，而細線則表示少數人的實際「感傳線路」。更值得注意的是，有些人的實際「感傳線路」乾脆從背部跑到了腹部（如圖所示）。這張圖也說明了古人所發現並記錄下來的經絡圖，基本上是對的，但經絡並不像血管一樣是固定的管道，而是會變化的，位置也會移動。

圖5-2 循經感傳線路直奔病灶所在處：a圖是脾臟疾病患者；b圖是肝病患者。

98

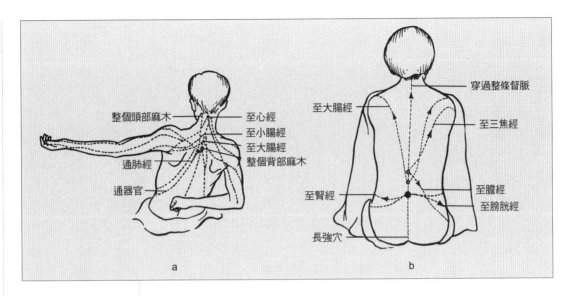

整個頭部麻木 —— 至心經
—— 至小腸經
—— 至大腸經
通肺經 —— —— 整個背部麻木

通器官 ——

a

至大腸經 —— —— 穿過整條督脈

—— 至三焦經

至腎經 —— —— 至膽經
—— 至膀胱經

長強穴 ——

b

圖5-3 經絡不是一種固定的管道，會隨著個人身體的健康情況改變。圖中的感傳線路就因為疾病，而出現了大變化。

之處（見圖5-2）。

　　其實這種現象早就被記載在古書上了，並稱為「氣至病所」，而且很容易在臨床上觀察得到。另一方面，氣至病所的現象也表明，要想經由解剖學的方法，找到像血管或神經纖維那樣固定的管道系統，本來就是一種錯誤的想法。然而，許多經絡研究人員卻偏偏忘記了這一點。

　　在某些特殊的病例中，甚至可以觀察到經絡線路的大幅變化（見圖5-3）。

　　所以經絡完全不像許多人想像的那樣，是一種固定的管道。至於針灸教科書中所畫的經絡圖，所描寫的明確位置，只是為了方便初學者使用，是一種大幅簡化的說明圖。其實有經驗的針灸師都知道，實際情況並不是這樣簡單，至於「氣至病所」和「阿是穴」等經穴位置的移動，更是每個針灸師都知道的。可惜，教科書上的這種簡化圖解和說明，還是誤導了許多對針灸感興趣，甚至想從事這方面研究、卻對此情況瞭解不深的科研人員。當然，更誤導了那些本來對針灸就是霧裡看花的西方科研人員。所以他們才天真地想按圖索驥，按照針灸書上的圖去找出裡面的管道來。

「循經感傳現象」此一研究項目，對這個問題還做了定量的描述。這個項目的研究結果表明：只有86.7%的感傳線路是與教科書上的經絡圖一致，而其他人或其他情況下，即使在同一人身上重複刺激同一穴位，一般都有1到2公分的漂移。

從「循經感傳現象研究」這個項目中，可以得到以下幾個結論。首

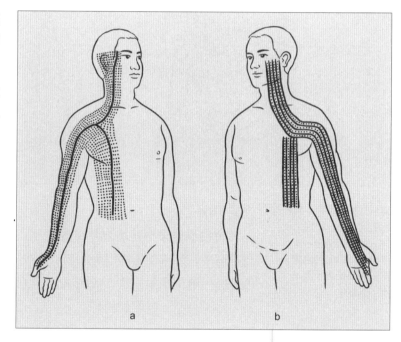

先，經絡不是古人面壁虛構出來的神話，而是真實存在，因為它有功能，即使當時人們還不知道它的結構基礎是什麼。第二，透過這個研究項目，我們知道了古書上所記載的經絡圖基本上是正確的，但並不是百分之百準確，一無錯誤。第三，經絡的線路具可變性，並且在一些特殊的病理條件下會出現大幅變化。因此，經絡就不可能像血管或神經那樣，具有固定的解剖結構。

循經感傳線路的寬度和深度

古書中並沒有記載經絡線的寬度和深度，只是畫了一條細細的線。所以許多科研人員和大夫就藉由循經感傳現象這個研究專案，對感傳線路的寬度和深度進行觀察。

圖5-4 沿著肺經的實際感傳線路　右圖表示，當我們把扎針位置一步步偏離肺經時，整條「感傳線路」也會一步步平行移動而偏離肺經。左圖則說明，儘管整條「感傳線路」可能平移地偏離肺經，但是多數人的「感傳線路」還是會沿著肺經走（用粗實線表示）；另一方面，偏離的範圍也是有限的（加細點的區域）。

100

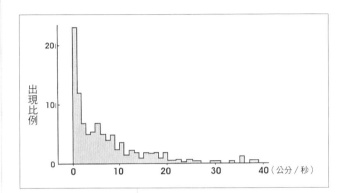

對大多數人來說，感傳線路並不像古書經絡圖上所畫的那樣，是一條細細的線，反而是一條有中間部和邊緣部的寬帶（見圖5-4a）。中間部比較窄，約有2-5公釐，而邊緣部則比較寬，約有2-5公分。感傳路線所處的深度則隨部位而不同，在肌肉豐厚的地方位置較深，在肌肉

圖5-5 循經感傳的速度分布「循經感傳」的速度相當慢，每秒大約只有1-20公分，比神經傳導的速度要慢很多。

淺的地方似乎就在皮下。

另一個可觀察到的有趣現象是，當我們把毫針離開穴位中心點刺激時，感傳線路也會做相應的平行漂移（見圖5-4b）。

循經感傳的方向和速度

不同於血液循環和神經傳導，循經感傳是雙向的，針刺激之後，「氣感」同時向心和離心兩個方向爬行。

循經感傳的爬行速度也相當慢，每秒僅1-20公分左右（見圖5-5）。比每秒2-120公尺的神經傳導要慢得多了。所以，循經感傳並不是一種簡單的神經傳導。

耳針和循經感傳

在「循經感傳現象」這個研究專案中，有的研究人員也用耳針來刺激感傳。也就是說，如果要誘導一條經絡的氣感，未必要在這條經絡的井穴、源穴或這條經上的其他主要穴位進行刺激；而是可以刺激耳朵上的相應穴位。當刺激耳穴時，氣感首先在耳廓內循行，然後跨過耳廓，進入對應的經絡。

溫度和藥物對循經感傳的影響

在這個項目中，也觀察到許多其他因素都會影響到循經感傳的出現頻率和強度。例如溫度，尤其是熱水浴可以大大增加循經感傳的出現頻率和強度。此外，三磷酸腺y（adenosine triphosphate）、輔酶A（coenzyme A）、細胞色素C（cytochrome C）和某些中藥都能增強循經感傳的出現頻率和強度。氣功也有相似的效果。

透過這個大項目的研究，很少有人再懷疑循經感傳現象的真實性。然而，這種感覺到底是發生在身體內？在經絡內？還是只在大腦內呢？

於是就出現了兩種不同的學派，一種是「中樞假說」學派，另一種是「外周假說」學派（見圖5-6）。

中樞假說（見圖5-6右）學派認為，循經感傳現象只是大腦皮層的一種活動。當針刺在身體的某個穴位中時，在大腦皮層的對應點上就產生了一個興奮灶；而這個中樞興奮又擴散到鄰近區域，這個受擴散影響的區域就是所謂氣感所能到達的線路和區域。

由於大腦實驗的困難，這種說法不易證實，但畢竟是一種美麗的假說。

圖5-6 **循經感傳現象的外周假說和中樞假說** 圖右是中樞假說：在手上扎針時，感覺會先跑到大腦皮質層，然後沿著大腦皮質層擴散，於是受試者會覺得有東西沿著經絡移動。其實，這一過程只發生在大腦中，並不在身體上。圖左是外周假說：在手上扎針時，確實是有某種東西沿著經絡向上移動，而這種東西又刺激了神經，把信號傳到了大腦皮質層。

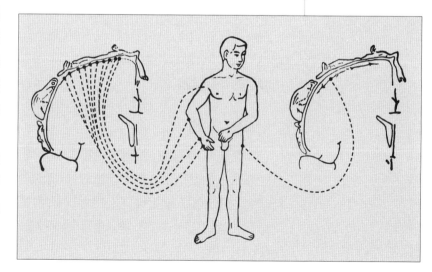

圖5-7 生理學家克里格把人的體表分成了十二個區帶，對應於十二條重要的經絡和相應的大腦皮層。

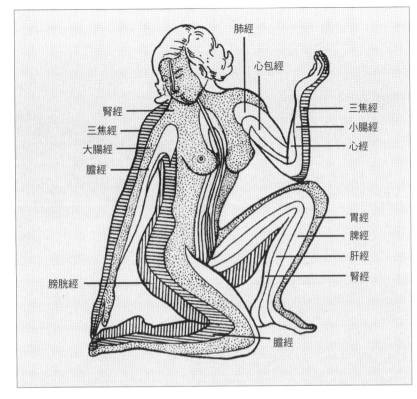

圖5-8 足三陽經對應的大腦皮質性軀體感覺區　根據中樞假說的理論，足三陽經的循行方向應該是由頭部經軀幹部、下肢外側，最後抵於足部。但實際上，「循經感傳」的循行方向卻出現相反的情形，表示這並不是大腦皮質內的擴散所造成的假象，而是身體所出現的真實變化，並且這種變化會沿著經絡移動。因此，此圖說明了中樞假說是站不住腳的。

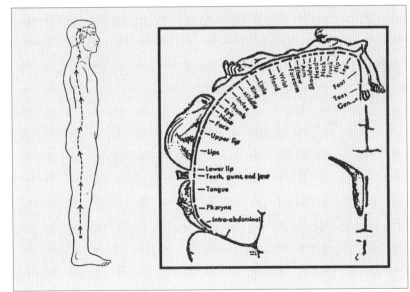

美國西北大學生理學家克里格
（W. J. S. Krieg）為此還畫了
一張很美麗的圖，把人的體表
分成了十二個區帶，對應於十
二條重要的經絡和相應的大腦
皮層（見圖5-7）。

然而，中樞假說卻面臨嚴肅

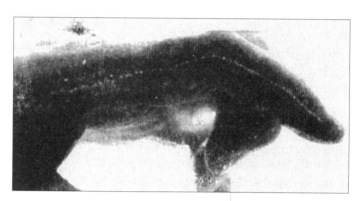

圖5-9 俄羅斯電工科
里安在1926年發明的
攝影技術，可以在暗
室中清楚地看到古書
所記載的手部經絡。

(LI 16)	
(SI 12)	
(DU 14)	
lateral	(SI 18) gegenüber
(LI 14)	(LI 20) gegenüber
medial	(LI 20) auf der selben Seite
	(SI 18) auf der selben Seite
lateral	
(LI 12)	(St 9)
(LI 11 & LI 10)	(LI 18)
medial	(SI 16)
	(Du 14)
lateral	
(LI 11)	
medial	
lateral	
(LI 10)	
medial	
lateral	
(LI 6)	
medial	
(LU 7)	
lateral	
(LI 4)	
medial	

聲音從商陽穴輸入

圖5-10 聲音信號沿著
經絡傳導，所以經絡
不但是一種電通道，
也是一種聲通道。

的挑戰。例如就足三陽經的感傳路線來看（見圖5-8），興奮在其擴散
的過程中要跳越寬闊的上肢代表區，也就是要跳越大腦皮質性軀體
感覺區的40%，這顯然令人難以理解。

此外，許多身體表面的物理測量，如電測量、聲測量、光學測

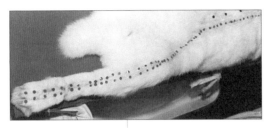

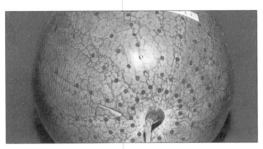

圖5-11 經絡也存在於動物和植物身上，具有低電阻、高聲振動等特性。圖為兔子身上的低電阻點（藍色，為穴位所在），以及聲音強度的高聲強點（紅色），兩者常平行分布。

圖5-12 西瓜表面的低電阻點（藍色）和高聲強點（紅色）。

圖5-13 利用放射性同位素可以證明經絡確實存在，圖為同位素循著腎經路線運動的軌跡。

量、同位素標記，以及經絡線上肉眼可見的生理和病理變化等等，都是比較難以用中樞假說來解釋的。

但另一方面，循經感傳現象的外周假說（見圖5-6左）倒有相當多的實驗證據。

例如經絡線上電傳能力的改變，也就是在穴位和經絡表面上測到的低電阻現象。這種現象早在1947年德國科隆醫生就率先發現了；1950年，日本的中谷義雄醫生又獨立地發現；從1953年起，德國的福爾醫生進行了四十多年的系統臨床研究，從而把針灸從一種純治療手段發展出一種全新的診斷系統。而這種診斷系統，完全是基於經穴上電導能力的變化值。有趣的是，這種新的診斷系統不但傳遍了全世界，並且重新引回針灸的故鄉中國，被中國人稱為「福爾電針」，完成了一次非常不尋常的「出口加工，再轉內銷」的過程。而穴位和經絡上的低電阻現象，

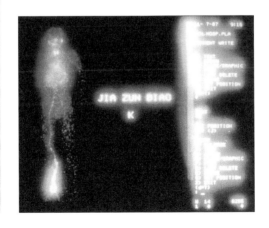

顯然就是在經穴皮膚區域的某種客觀變化，是對外周假說的重要支持。

另一種重要的測定技術稱為「高頻高壓放電攝影技術」，這是俄羅斯電工科里安（Semyon Davidovich Kirlian，

1898-1978）在1926年發明的，所以又稱為「科里安攝影技術」，可以在暗室中清楚地看到古書上所記載的經絡（見圖5-9）。顯然，這也是對外周假說的一種有力支持。

經穴上的低電阻現象顯示，經絡是某種電通道。中國的科學家和醫生又發現，經絡不但是某種電通道，也是某種聲通道（見圖5-10）。更有趣的是，這種未知的電通道和聲通道不但在人體的經絡中，也存在於動物（見圖5-11）和植物（見圖5-12）的經絡之中，這是外周假說更有力的實驗證據。

此外，許多採用「雷射針灸」技術的西醫發現：經絡是一個光通道。中國物理學家張秉武則發現，經絡也是一個良好的微波通道。同位素標記技術則表明，經絡還是一個化學物質通道（見圖5-13）。另一方面，流體力學技術的測定顯示，經絡又是一個液體的低阻通道，這與同位素標記的結果相互呼應。所有這些通道方面的實驗，都是對外周假說有利的證據。

第四階段：探求新知

這時，經絡現代科學研究真到了進退兩難的困境。一方面，解剖學表明，並不存在所謂「經絡」和「穴位」的結構；但另一方面，循經感傳現象的研究又表明，是有某種未知的東西可以沿著經絡慢慢爬行。許多其他實驗又顯示，經絡是電通道、光通道、微波通道、聲通道，甚至是化學物質通道等等，可是偏偏又看不到通道樣子的結構。簡單地說，經絡的功能肯定是有的，但就是找不到對應的結構。

在這種情況下，許多醫生和科學家（尤其是生理學家）就採用「鴕鳥政策」，只承認那些能用目前生理學知識（比如神經系統）可

以解釋的那一部分，而對無法用目前生理學知識解釋的那些實驗，例如電通道、光通道、微波通道、聲通道、化學物質通道等等的實驗，則統統閉上眼睛，眼不見心不煩。

此時此刻，我們真有必要再回顧一下本章開頭時馬斯歐西亞說過的那段話：「針灸是對現有科學知識最頑強，也是最活生生的挑戰。它有四千多年的歷史，並且根植於一種身心統一的哲學；而這種哲學完全不同於現代西方的世界觀。但這個老古董居然不在現代科學面前自然消亡，反而不斷成長。如果經絡和氣這些東西真的存在，那麼有關心身關係的現代觀點顯然都要修改。」

事實上，此時此刻，我們這個星球上的科學家所處的局面，就與我們在本書第一部第一章所說的盲人科學家一樣。看來，要我們這個世界上的科學家找到對應於經絡的結構，其難度無異於盲人科學家找到彩虹。

於是也與那個世界的盲人科學家一樣，我們這個世界上的科學家開始絞盡腦汁苦苦思考；並與盲人世界的科學家一樣，提出了許多大膽的假說。不過這方面的假說實在太多了，至少有不下三、五十種的不同假說，而且未必都同樣有價值。在這兒只介紹兩種最有意義且完全超越現有生理學框架的假說，堪稱是「先知型」、最有預見性的假說。值得驕傲的是，這兩位傑出科學家都是中國人。

第三平衡系統假說

1983年，中國生理學家孟昭威指出，循經感傳現象中最值得注意的是感傳的速度，這個速度在每秒2.7公分到每秒8公分之間。中醫古書《靈樞·五十營》記載：「呼吸定息，氣行六寸」及「二百七十息，氣行十六丈二尺」，其速度約合每秒2.8公分到每秒3.6公

平衡系統的名字	速度的數量級	主要功能
第一平衡系統：軀體神經	100公尺／秒（傳導）	快速姿勢平衡
第二平衡系統：植物神經	1公尺／秒（傳導）	內臟活動平衡
第三平衡系統：經絡	0.1公尺／秒（感傳）	體表內臟之間的平衡
第四平衡系統：內分泌	0.001公尺／秒（擴散）	整體平衡

表5-1 人體的四種平衡系統及速度

分之間。較已知植物神經的傳導速度至少要慢十餘倍，也不是血液的循環速度。因此不得不承認，經絡是不同於目前已知的任何調節系統，這是一個未知的人體體內調節系統，他稱之為「第三平衡系統」（見表5-1）。

孟昭威並沒有對第三平衡系統詳加說明。但是，他是第一位表示現有生理學知識不完備的生理學家，明確地指出裡頭還有目前尚不知道的新章節。

事實上，孟昭威所預言的第三平衡系統，就是相當於本書重點討論的人體內電磁場的耗散結構，是一種對應於經絡功能的新結構，也就是本書的主題：「看不見的彩虹，聽不見的音樂」。

經絡波導假說

然而，當我在閱讀過去中國經絡研究的文獻時，又發現了一個比孟昭威更早的先知型科學家，那就是青島醫學院的張秉武。他早在1959年就指出，現代醫學研究中存在著一個嚴重問題，那就是：把過多的注意力放在物質代謝方面，而把太少的注意力放在能量代謝方面；同時，把過多的注意力放在分子、原子等粒子方面，而把太少的注意力放在波的方面。

在他的「經絡波導假說」中指出，人體內有許多在光學方面非均

勻的管狀結構和片狀結構。這些結構在可見光的反射、折射係數、偏振能力方面都是不均勻的。同樣的，這些結構在紅外線和微波的反射、折射係數、偏振能力方面也是不均勻的，所以就可能在人體內形成電磁波的波導系統。

他認為中醫理論中的「內氣」，就是指人體內的電磁波。他還認為，經絡和腧穴的關係、腧穴和對應臟器的關係等，都可以用波導現象來解釋。更重要的是，他還指出循經感傳現象的慢速度，源自波導的「群速度」（group velocity）。

老實說，當我在1994年第一次讀到他的文章時，真的很震驚。因為我們對人體內電磁場耗散結構的認識，只是1991年在德國工作時的偶然發現，並沒有想到要去追索已有的針灸文獻，而且德國也不是追索中文文獻的好地方。所以我對針灸文獻的追索工作，是1993年回國後才開始補做的。

從物理學的角度來看，張秉武所提出的經絡波導假說與我們提出的「人體內電磁場耗散結構」一樣，都是從電磁波的角度來認識經絡的實質，包括對經絡結構以及對循經感傳慢速度看法等等。

雖然張秉武沒能從耗散結構的角度更深入地看待這個問題，但是別忘了，他的研究是在1950年代，而普里戈金提出耗散結構卻是1970年代的事，足足晚了二十年。所以，我才會說張秉武是不折不扣的先知型科學家。

世界上的事，常常是知音難得，當我看到他的文章時，第一衝動就是想去看他。可惜他已在1992年過世，緣慳一面。

現在，經過半個世紀無數科學家和醫生的不懈努力，以及大量實驗資料的積累，針灸和許多整體醫學的神祕面紗，終於一步一步地被揭開了。

第三章：人體的彩虹

一條魚對另一條魚說：「在我們這個海洋的上面，還有一個海洋。在那個海洋中，也有生物在游動，牠們住在那兒，就像我們住在這兒一樣。」另一條魚說：「別說傻話！你知道，任何生物只要離開水面一寸，就會死掉。再說，你又有什麼證據，來證明有另一個海洋和其中的生物？」

紀伯倫（Khalil Gibran）
《先知》（*The Forerunner*）

　　從另一個角度來看，所謂「經絡現代科學研究」又非常像本書第一部第一章所舉的「盲人科學家研究彩虹」的例子。要從科學的標準來重新認識人體內這「看不見的彩虹、聽不見的音樂」，確實是極為艱難的工作。

　　但是從另一方面來看，在科學的歷史上，尤其是在自然科學的前沿研究領域，這種局面已不罕見。例如當年物理學的先輩們，尋找那看不見、摸不著的電磁波時，以及研究那些看不見、摸不著的原子和基本粒子時，其工作之艱難，也與「盲人科學家研究彩虹」差不多。只不過，今天輪到研究針灸機理的科學家們來過這種苦日子罷了。

　　回顧經絡現代科學研究過去五十多年的苦難歷程，可以粗分成四個階段：

　　1.**解剖學研究**：試圖用解剖刀找出對應於經絡的管道結構。這個階段的代表人物是北韓的金鳳漢，但是沒有成功。不但結果是負面的，還差點讓整個針灸學名譽掃地。

　　2.**現象學研究**：暫時迴避對經絡機理的討論，只是集中觀察經絡現象。這個階段的代表人物是主持1970年代循經感傳現象研究和

1990年初「八五攀登計畫」專案中經絡研究的中國科學家，即福建中醫藥研究院的中醫專家胡翔龍。其結果是正面的，不但為針灸正名，也為後來的基礎研究和前沿研究，打下了堅實的基礎。

3.生理學研究：這是前兩個階段正負兩種對立結果的產物。一方面，找不到對應於經絡的解剖結構；但另一方面，經絡的功能不但被上千年的臨床成功所證明，也被循經感傳現象研究的大量結果所證明。於是有不少人（尤其是生理學家）認為：經絡現象只是某些已知結構的未知功能。這個階段的代表人物是「九五攀登計畫」專案中經絡研究的首席科學家：中國醫學科學院的生理學家謝益寬。他的基本思路就是認為經絡系統只是神經系統的一種表象，其中最有力的實驗證據是對人體背部沿膀胱經穴位的刺激。眾所周知，人體背部膀胱經上的穴位大都在神經結上，所以最容易用已有的神經系統知識來解釋。

沿著這樣的思路，當然沒有什麼新意了。正如謝益寬在「九五攀登計畫」結束時所說的：「解剖學和生理學在西方已經充分發達了，不會再有什麼新的發現了。」於是，曾被列為國家「七五攀登計畫」、「八五攀登計畫」和「九五攀登計畫」專案的經絡研究就在針灸的故鄉中國被否定了。當然對於經絡的電現象、聲現象、磁現象、全息現象、循經感傳的慢速度，以及在動物、植物、微生物上的等等實驗結果，更要緊緊地閉上眼睛，眼不見心不煩。

4.前沿科學研究：其實，這個階段並不是在前述第三階段結束以後的產物，而是另一種類型科學家在研究的目標。這種類型科學家的興趣，並不在用已有的科學知識去解釋某些容易解釋的經絡現象；而是反過來，力圖通過對針灸機理的研究，不斷地拓寬我們的科學知識。所以，他們的注意力並不是放在現代科學能解釋的那一

部分；而是放在現代科學所不能解釋的那一部分。

傻問題

前沿科學家有個共同的特點，就是喜歡問孩子氣的傻問題，並且從這些問題中發現到現有知識系統存在的弱點和錯誤，從而發展及不斷追求真理。例如，單單對於經絡，我們就可提出一大堆非常孩子氣的傻問題：

第一個傻問題：「穴位有多大？經絡有多寬？」

說來不好意思，這個非常孩子氣的頭號「傻問題」，也是我曾經常常問的問題，而且往往搞得許多知道什麼可以說、什麼不可以說的大人很為難。因為我就是個針灸的外行，尤其是偶然捲入針灸研究的頭幾年，幾乎每遇到一位針灸大夫就問一遍。不單是中國的中醫大夫，也問西方學過針灸的西醫。

答案當然各式各樣，有的說像黃豆那樣大，有的說像綠豆那樣大，有的說像指甲那樣大……。不過，最有趣的是，我得到了兩個非常典型的答案。一個來自於東方大夫，另一個來自於西方醫生。

這位東方大夫任職於黑龍江中醫藥大學，當時正在歐洲講學，有五十多歲了。因為當時我是他的接待人，又與他年齡相近，再加上是私下聊天，所以就比較自在。聽了我那個問題後，他不禁失笑地對我說：「張老師，不瞞您說，您這個問題，我當學生時就問過了。」我聽了很高興，趕緊問：「您老師怎麼說？」他說：「被我老師狠狠地罵了一頓，我就再也不問了。」這好像不是答案，卻是一個非常典型的中國式答案。兩千多年來，中國人在孔先生的教導下，學會了尊重權威，學會了不讓老師為難。從那之後，我也覺得

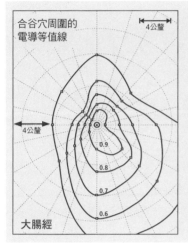
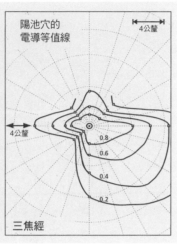

圖6-1 腧穴即穴位，是臟腑經絡之氣輸注出入的部位，既是疾病的反應點，也是針灸臨床上的刺激點。此二圖是美國醫生貝克針對大腸經「合谷穴」及三焦經「陽池穴」所做的電測定記錄，記錄紙的中心點就是腧穴的中心，外面一圈圈都是電導等值線，可以看出腧穴的形狀與大小。

自己長大了許多，也懂事了許多，再也不向中國大夫們提這個孩子氣的傻問題，免得老是讓人為難。

然而，從另一位西方醫生那兒，我卻得到了完全不同、充滿自信的答案。這位西方醫生是德國人，年輕時受過良好的西醫教育，又是醫生世家，父親還是電子針灸的發明人。

當我問到腧穴的形狀和大小時，他面無難色，立刻給我一個非常明確的回答：「哦！腧穴是正圓形的，直徑為2.5公釐。」他的自信讓我吃了一驚。不過，後來當我看到他的電針儀時就明白了，那架電針儀的探頭頂部是平的、正圓形，直徑就是2.5公釐。這真是典型的德國風格。

顯然，這兩個答案都不是好答案。真正讓我停止問這個傻問題的還是一位名叫貝克（Robert O. Becker）的美國醫生，也是紐約大學的教授。他不但早在1950年代就已經問過了這個傻問題，而且還自己設計了專用儀器來尋找這個問題的答案。事實上，他也做了至今最漂亮的實驗結果（見圖6-1）。這個實驗結果不但回答了我的傻問題，還告訴我，這個問題不單是個傻問題，而且根本是錯的。現在讓我們一起看看，我這個傻問題到底錯在哪裡？

圖6-1左邊是大腸經上「合谷穴」的電測定記錄，右邊是三焦經上的「陽池穴」電測定記錄；記錄紙上寫的數字是相對電導值。每

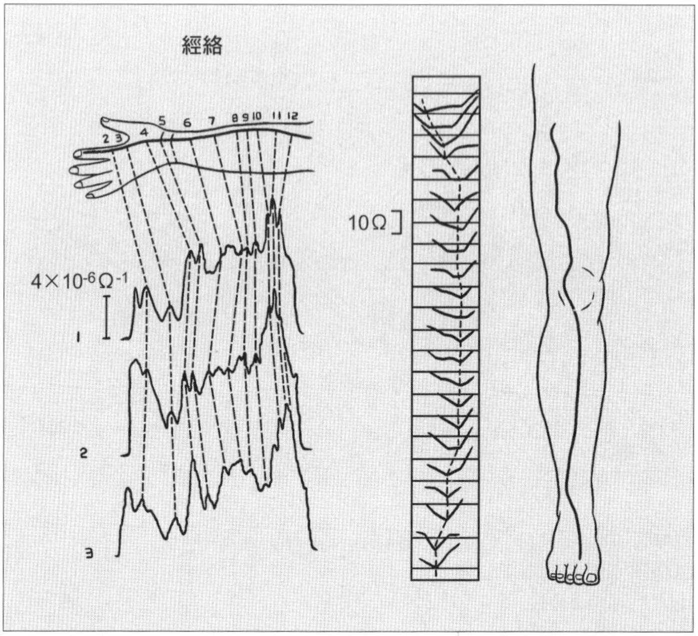

張記錄紙中有一個中心點，
也就是腧穴的中心，相對電
導值定為100%，也就是定
為1.0。圍繞這個中心，可以
看到圈圈的電導等值線，分
別標為0.9、0.8、0.7、0.6
……，即分別具有90%、
80%、70%、60%……的相
對電導值。

圖6-2 用電導測量得到的經絡形狀。左邊是1960年紐約大學貝克教授所做出的經絡縱切面；右邊是1980年北京大學的張仁驤教授所做出的經絡橫切面。

　　如果我們把這種電導「等
值線」看成是地形圖上的
「等高線」，就可看出原來穴
位並不是像針灸銅人身上那
樣的小洞洞，具有清楚的邊
界和明確的深度；而是像一座邊界不清的小山峰。

　　所以我的那個問題：「穴位到底有多大？」不但是個傻問題，而
且是個錯問題。就如不應該問：「山頂的面積有多大？」一樣，因
為山頂只是一個抽象的數學點，沒有面積。反之，如果我們一定得
說出一個山頂的面積，那首先就要確定打算選擇哪一條「等高
線」，然後才能求出面積。

　　同理，如果一定要問：「穴位到底有多大？」那麼首先就要確
定，到底打算選擇哪一條「等值線」。例如在圖6-1中可以看出，如
果我們選擇0.9、0.8、0.7、0.6或0.5的線，就會對同一個「合谷穴」
得出完全不同的面積。

　　不過讓我很高興的是，問「經絡有多寬？」這個傻問題的人還不

少。除了美國紐約大學的貝克教授之外，還有中國北京大學的張仁驥教授。有趣的是，他們一位測出了經絡的縱切面，一位測出了經絡的橫切面。真是東西合璧，把整個經絡的形狀表達得清清楚楚（見圖6-2）。

圖6-2的結果顯示，經絡並不是像針灸銅人身上或古書上所畫的那樣，是一條細細的線；也不像現代解剖學家和生理學家曾經想像過的那樣，是像血管、淋巴管或神經纖維那樣邊界清晰的管道。經絡是邊界模糊的一個條狀區域，中軸線上的電導值最高，從中軸線走向邊緣時電導值會逐步下降。從圖6-2左邊的電導記錄曲線中，還可清楚地看出，經絡就像是一道山脈似的東西，而腧穴則像這道山脈的一座座山峰。

這就是經絡電測量的結果，相當客觀，重複性也極好。所以我們不得不承認，這種結果比針灸銅人或古書所見更客觀也更為可靠。當然，電測的結論是有點奇怪，這結論就是：經絡就像一道肉眼看不見的小山脈，而腧穴就如這道小山脈上的一座座肉眼看不見的小山峰，穴位的中心就是小山峰的尖頂。

其實，也不單是電導測量得出了這樣的結論；聲測量（見104頁圖5-10）、同位素測量（見105頁圖5-13）也得出了同樣的結論。循經感傳現象的研究（見第二部第一章）也表明，感傳線也不是一條邊界清晰的細線，而是包括約2-5公釐的中間部和2-5公分左右的邊緣部。1986年，具有流體力學背景的年輕中國科學家張維波測定沿經絡的低流阻通道時，也得出了經絡是中間帶流阻最低、走向邊緣部時流阻逐步升高的結果。

所以這許多實驗都表明：經絡就像一道肉眼看不見的小山脈，而腧穴就如這座小山脈上一座座肉眼看不見的小山峰。這不但是一個

非常重要的結論，也是非常決定性的一步，幫助我們認識這「看不見的彩虹、聽不見的音樂」。

第二個傻問題：「經絡和腧穴會不會移動？」

顯然，這個問題也是一個不折不扣、非常孩子氣的傻問題。因為不論翻開哪一本針灸教科書，所有腧穴的位置、所有經絡線的走向，都用圖畫得一清二楚。不但用圖，還詳細地用文字描述了如何用「同身寸」①測出腧穴的正確部位。對於這樣清清楚楚的事，還有什麼可問的呢？

當然，這個傻問題還會讓人聯想到一些武俠小說，例如金庸《射雕英雄傳》中的人物西毒歐陽峰，他練功走火入魔，全身穴道都錯了地方。不過人們也會想到，那是文學家和藝術家們編造出來的故事，怎麼可以當真。如果把這些當真，那不但一點都沒有科學態度，也真是太孩子氣了。

不過在這兒，我還是請讀者再翻到本書第二部第二章。其中99頁的圖5-3可不是從武俠小說上抄來的，而是中國著名的針灸研究專家李定忠教授觀察得來的，可靠性不用懷疑。而從這張圖中可以看出，在某些特殊的情況下，經絡可以大幅改變路線，當然腧穴的位置也會隨之大幅改變。看來藝術家也不完全是胡謅的，用他們的話來說，是「源於生活，高於生活」，意思就是還得有一定的生活基礎，再添上了他們的想像和藝術加工。

其實，不要說是藝術家們可能有一定

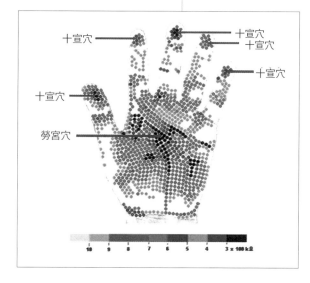

圖6-3 正常人手掌上的電導分布圖，基本上來說，顏色越深，電導值越高，而電導值最高點是穴位。

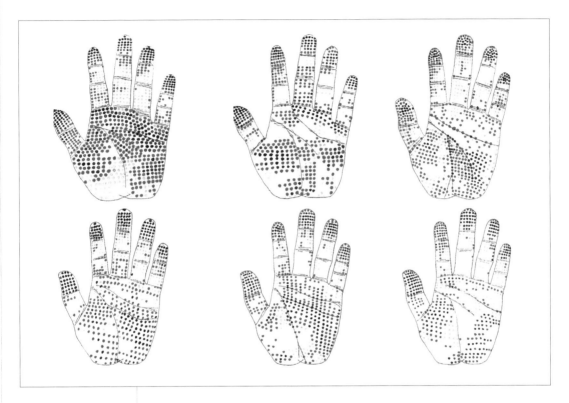

圖6-4 病理或異常生
理狀態下，手掌上的
電導分布的變化。

的生活基礎，每個有經驗的針灸大夫也都知道「氣至病所」（見98頁
圖5-2）這個現象。說穿了，所謂「氣至病所」就是當人生病時，經
絡已經自動改變了線路，當然腧穴的位置也不得不相應改變，就與
西毒歐陽峰走火入魔一樣。還有所謂的「阿是穴」，就是在某些病
理狀態下臨時出現的腧穴，也就是說穴位臨時變換了地方。

除了針灸大夫的經驗之外，「循經感傳現象」這個專案中的大樣
本調查也表明：只有 86.7 % 的感傳線路是與教科書上畫的經絡圖
一致，而其他人或其他情況下，即使在同一人身上重複刺激同一穴
位，一般都有1-2公分的漂移（見98頁圖5-1）。

當然無論有多少人的觀察和經驗，像我這種搞慣自然科學研究的人還有一個壞習慣，就是不管有多少人說，我也不信；只有用儀器測量出來的，我才信。於是這就出現了圖6-3和圖6-4這樣的彩色記錄圖。

圖6-3和圖6-4中的顏色並不是真實顏色，而是所謂的「假色技術」，就是用不同的色彩來表示不同的測量資料（見圖6-3下方所標示的測量值），基本上來說，顏色越深，電導值越高。如前面說過的，腧穴的中心就是電導值最高點，經絡的中間線也是電導值最高的線。從圖6-3可以看出，掌心「勞宮穴」的電導值非常高。此外，手指肚上的「十宣穴」，電導值也相當高。

圖6-4是在各種病理或異常生理狀態下，手掌上的電導分布圖。從中我們可以看出，只有「十宣穴」是比較穩定的，其他穴位可變性都很大。

現在看來，第二個傻問題：「經絡和腧穴會不會移動位置？」好像不算太傻。其實，這個傻問題也解決了另一個重要問題：「為什麼用西醫研究中最拿手的解剖學方法來研究經絡沒有成功？」因為經絡是活的。

第三個傻問題：「皮膚上的電測量資料到底可不可靠？」

與中醫師正好相反，西方科學家對儀器的相信遠遠超過對人的相信，因為他們認為人會說謊，而儀器不會說謊。說來不好意思，像我們這種從小就受西方科學教育並長期從事科學研究的中國人，也染上了這種壞習慣。因此對儀器測量結果的重視，遠遠超過循經感傳這種主觀感覺的問答紀錄。

不過，儀器也有儀器的問題。即使儀器不說謊，並假定用儀器的

人也不說謊，但是儀器會出毛病，使用儀器的人也可能犯錯。這一切都會影響儀器測量的可靠性。所以，即使用儀器測出來的結果，也要在別人的實驗室中能重複做出來才比較可靠。

例如從1947年發現經穴電現象開始，經穴電測量早已在全世界廣為流傳和使用。但是這種測量技術是否絕對可靠呢？其實這並不能算是一個傻問題，而是一個很嚴肅的科學標準問題。要是經穴電測量技術是不可靠的，那麼不要說本書全錯了，全世界幾十萬名用電針技術的醫生和科學家都是自欺欺人，瞎胡鬧了。

德國人是很有哲學頭腦又極為認真的民族，所以既出了科隆醫生、福爾醫生這樣電針的先驅，也出了許多極為認真的科學家對他們的工作進行反覆推敲，這樣才能為一項全新的工作打下扎扎實實的基礎。德國凱撒斯勞滕大學（Universität Kaiserslautern）物理系主任就是一個典型例子，他是個電子學專家，對於針灸等東方醫學也抱持開放態度，早在1980年代就想親自試試經穴的電測量，也就是德國人所稱的「皮膚電阻」測量。可惜，他實驗室裡的儀器實在太好、太靈敏了，因此測量結果把他搞糊塗了，他發現電針測量中存在著幾個大問題。

首先，在皮膚上測量時，探頭所受到的壓力對測量結果影響極大。所以這種測量的可靠性就有問題。

第二，即使把壓力穩定下來，測量資料還是不停地變；還有測量儀器的靈敏度越高，精度越高，所測得的資料就越不穩定，而且資料波動幅度很大，根本就得不到可靠的數值。

老實說，一般臨床醫生（不論是東方的或西方的）都不太會注意到這種測量技術問題。但所幸的是，中國也有這樣極為認真的科學家，早在1970年代就對電針測量技術的可靠性進行了嚴格、有系

統的研究。

　　從張世儀的實驗中（見圖6-5）可
以看出，穴位上和非穴位區的皮
膚電阻值差異大到十倍之多。雖
然加在探頭上的壓力會影響測量
的絕對值，但是穴位上和非穴位
區的差值幾乎與壓力無關。

　　於是，我們就可以比較放心地
說：福爾電針採用的所謂「皮膚

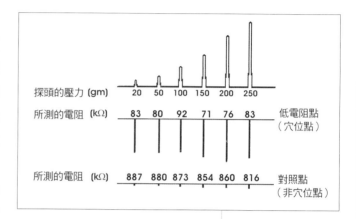

電阻測量」是可靠的。雖然從電子技術的角度來看，測量精度並不
是很高，但是從臨床實用的角度來看已經夠好了。

　　同時，在「循經感傳現象」研究專案中，胡翔龍教授和他的同事
們又研究了測量電壓與所謂皮膚電阻之間的關係（見圖6-6）。從實驗
結果中，我們可以看出：雖然測量電壓會影響測量的絕對值，但是
穴位上和非穴位區的差值還是十分明顯。

　　其實，經絡電現象的發現者德國的科隆醫生，早在1960年代就
與德國卡斯魯理工學院（Karlsruher Institut für Technologie）的
兩位教授合作，對在皮膚電測的可靠性進行了詳細的研究，他們對
探頭壓力、測量電壓和測量電流的頻率與所謂皮膚電阻之間的關係

圖6-5 **探頭壓力與皮膚電阻的關係**　這是中國科學家張世儀所做的實驗。從圖中可以看出，穴位上和非穴位區的皮膚電阻值差異大到十倍之多。雖然探頭壓力會影響測量的絕對值，但是穴位上和非穴位區的差值幾乎與探頭壓力無關。

圖6-6 **測量電壓與皮膚電阻的關係**　胡翔龍教授等人研究電壓與皮膚電阻之間的關係，從實驗結果可以看出：雖然測量電壓會影響到測量的絕對值，但是穴位上和非穴位區的皮膚電阻差值還是很明顯。

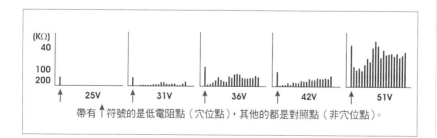

圖6-7 測量電流的頻率與皮膚電阻的關係
從這個實驗結果可以看出：雖然測量電流的頻率會影響到測量的絕對值，但是穴位上和非穴位區的差值仍十分明顯。

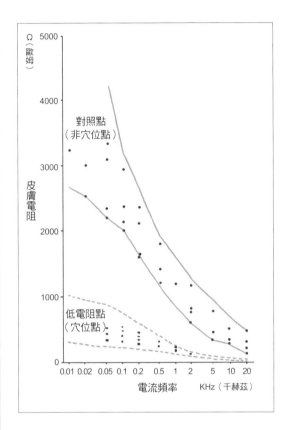

等等進行了系統性的研究（見圖6-7）。從實驗結果可以看出：雖然測量電流的頻率會影響測量的絕對值，但是穴位點上和非穴位區的差值仍然十分明顯。

1990年代以後的另一些實驗結果還解決了那位老教授的另一種擔憂，也就是電測資料隨時間漲落的問題。其實，對於針灸理論來說，這早已是個老問題了，並且還有個專用的詞，稱為「子午流注」。也就是認為「氣血」是按季節、月相、時辰在體內循行，所以本來就是動態的。

固定在同一點上進行的連續電導測量也顯示，人體的電導確實是隨時間而漲落的（見圖6-8），這種隨時間的漲落與現代人所說的生物時鐘、生理時鐘等有關，即古人所說的「子午流注」。所幸的是，這種電導的變化是全身性的，所以並不會嚴重影響穴位上和非穴位區的差值，也就是不影響臨床的電導測量。

除了與子午流注有關的人體電導慢變化之外，還有人體電導值的

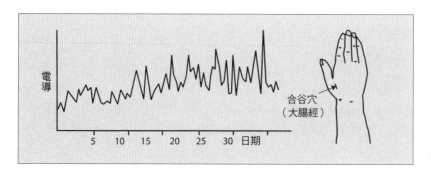

電導

5　10　15　20　25　30　日期

合谷穴
（大腸經）

快速漲落問題，這一點好像並沒有在古書中出現，卻被那位德國凱撒斯勞滕大學物理系的元老級教授觀察到了。他認為，所謂的皮膚電阻的測定值是極不穩定的。如果把人體看成是一個「電阻器」的話，那麼這個電阻器的品質實在是太差了。

人體當然不是一個死的電阻器，而是一個活生生的有機體。不但有「子午流注」這種在季節、月相和時辰級別產生的「慢變化」，還有分、秒、毫秒、微秒、毫微秒……等等級別的「快變化」。在日內瓦歐洲高能加速中心工作的希臘教授茲尤塔斯（Konstantin Zioutas），用世界上最精密的儀器觀察了生物電導在毫微秒級別上的漲落（見圖6-9）。所以我們使用的儀器越精密，人體電測量的資料就越不穩定。

實際上，測量資料漲落問題並不像凱撒斯勞滕大學物理系那位元老級教授所想像的那樣糟糕。首先，沒有一個醫院買得起茲尤塔斯教授所用的儀器；即便是凱撒斯勞滕大學物理系用的儀器也太過高級了。一般在臨床上使用的儀器，遠遠沒有這麼高的精密度，所以完全看不出這種人體電導的快速漲落。所以從臨床的角度來看，這問題根本不成立。

然而，從基礎理論研究的角度來看，這種在不同時間尺度上的電

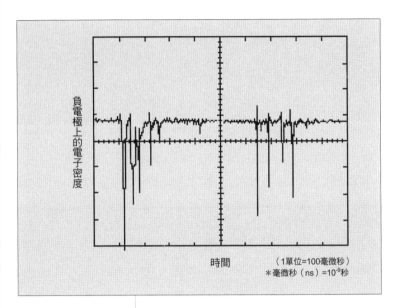

負電極上的電子密度

時間　　　（1單位=100毫微秒）
　　　　　＊毫微秒（ns）=10^{-9}秒

圖6-9 生物電導在毫微秒上的漲落變化，這是利用世界上最精密的儀器在毫微秒級別上所觀察到的結果，說明了生物體表的電導變化之迅速。

導數據的漲落卻是一個非常重要的現象。事實上，這也從另一個側面揭示了人體根本就不是一個死的電阻器，我們所測得的也不是所謂的皮膚電阻，而是在測定一個高度動態的電磁場耗散結構的電場強度。關於這一點，本書後面還會詳細討論。

皮膚電阻測定的謬誤

　　在整個西方，所有的技術人員都把經穴電測量稱為皮膚電阻測量；這是種相當具西方特色（尤其具德國特色）的名稱。德國是首先發現和發展經穴電測量的國家，這顯然與德國人長於哲學思維有關。但是，德國人又是以認真和古板出名的民族。為了給這種技術取個名稱，他們就選用了「皮膚電阻測量」，原因很明顯，因為測量是在人體的皮膚上進行的，又因為從電子學的角度來看，這種測量技術與電阻測量技術完全一樣。所以，這是一個極為客觀又相當務實的名稱。

　　事實上，幾十年來，別人也找不出更好的名稱。大家都知道人體體液的電阻是非常低的，與海水的電阻一樣，所以在臨床用儀器的精密度範圍內，這一點點電阻是完全可以忽略不計的。如果體液的電阻在測量中完全不起作用，那麼電阻測量值的唯一來源就只可能是皮膚，沒有其他選擇。

然而，在本書中我們不得不指出，皮膚電阻測量這個命名是個錯誤選擇，嚴重地阻礙了對經絡本質的研究。

如果我們認真地研究「皮膚電阻測量」這個名稱，就會發現許多無法解釋的問題，也會發現許多矛盾。不過，如果我們能認真並勇敢地面對這些問題和矛盾，就會發現：原來經絡這個千古之謎的謎底，就在這個錯誤名稱的背後。

解剖學不支持皮膚電阻測量

穴位上和非穴位區的電測量資料差別通常有十倍之多，有的差距更大。如果這只是一個單純的皮膚電阻測量，那麼又如何解釋穴位上和非穴位區的皮膚電阻差別會大到十多倍。如果我們用皮膚電阻測量這個名稱，那麼穴位上和非穴位區的結構就應該有非常明顯的差別：要嘛就是兩者之間的厚度差別有十倍以上，不然就是穴位上和非穴位區的皮膚質地在本質上有所不同。但是，顯然沒有這樣的解剖學證據。

如果沒有皮膚，情況又怎樣？

日本人真有點武士道精神，為了研究「皮膚電阻測量」這個難題，日本的一位生理心理學家本山（Y. Motoyama）乾脆用黏膠帶把皮膚的角質層剝掉進行測量，這顯然是很痛苦的實驗。他發現只有30％的讀數來自於皮膚，而70％的讀數則來自於皮下。所以在經穴的測量中，真正的信號來自於皮下，而皮膚電阻只是對測量的一種干擾。

體液不可能是測量的資料來源

如果經穴電測量的資料並不是皮膚電阻，那麼穴位上和非穴位區的這種巨大的電阻差是源自皮下的什麼地方呢？是不是源自體液？或者說，我們所測得的是體液電阻嗎？

但眾所周知，包括血液、淋巴液、組織液、細胞液等等所有的體液，導電能力都好得不得了，與海水一樣。所以，在臨床用的儀器中可以完全不考慮體液電阻的影響。

神經、血管、肌肉也不可能是測量的資料來源

面對這種情況，許多生理學家和醫生猜測是否經穴電測量的資料是源自神經活動、血管活動或肌肉活動呢？這種猜測是可理解的，但是從物理學的角度則說不通。眾所周知，神經、肌肉、血管、淋巴管等等都浸在體液之中，於是測量電流就可以輕易地繞道而走。這情景就如浸在海水中的水草等生物一樣，絲毫也影響不了海水的電阻和電導。

植物沒有神經，但也有經穴

許多生理學家，就像「九五攀登計畫：經絡研究」的首席科學家謝益寬那樣，一直企圖把經絡現象歸成神經活動。但是身為認真的科學家，是不能採用鴕鳥政策，對許多重要的實驗視而不見。例如植物上的低電阻點和高聲強點的存在（見前一章105頁圖5-12），又該怎樣解釋呢？

更重要的是，新疆森林研究所的中國科學家和匈牙利生物物理研究所的科學家首先在樹上測出了低電阻點，再把毫針撚入低電阻點

中，就如給人扎針一樣。同時，他們又用紅外線攝影機測定該樹的溫度。十分鐘後，這棵樹的溫度升高了攝氏0.3-04度。兩星期後，這棵樹的生長速度明顯快於對照組的樹木。這實驗表明，植物表面的低電阻點也有穴位點功能。而眾所周知，植物是沒有神經系統的。所以，這也是把經絡現象都歸結為神經活動的難點之一。

測謊器的困境

二次世界大戰以後，由於人權問題，測謊器已經很少使用了。其實，測謊器的工作原理，也一直是個未能解決的難題。長期以來，人們認為測謊器測的也是皮膚電阻，當被測者說謊時，手心就會出汗，於是皮膚的電阻就會下降。但如果只是一個手心出汗問題，當被測者說了謊、也出了汗，那麼電阻就會一下子下降，不會在短時間再升上去。

但是事實上，當被測者突然面對一個棘手問題時，電阻值並不是單調下降，而是急劇上下波動。這樣一來，就無法用出汗來簡單解釋，因為不可能在很短的時間內飛快地出汗，又飛快地把汗吸收回去，如此反覆。

雖然測謊器並不是本書討論的重點，但當我們對針灸的背景（尤其對背後電磁場的耗散結構）有了充分的認識，測謊器的原理就變得很簡單了，因為在情緒波動時，電磁場的耗散結構會出現大幅漲落，從而導致身體電導能力的大幅度波動。至於什麼是電磁場的耗散結構，我們將在後面的章節進一步討論。

最大的挑戰：經穴的「全息現象」

事實上，在經絡現代科學研究中，對現代科學（尤其是對現代醫

學和現代生物學）的最大挑戰，還是經穴的「全息現象」②。

所謂的「全息現象」，包括針灸大夫所熟悉的耳針、鼻針等等。因為在一個小小的耳朵區域內，就有反映全身所有臟器的腧穴。鼻子也是這樣，腳掌也是這樣，手掌也是這樣……。甚至在每個小小的手指節區域內，也可以找到反映全身所有臟器的腧穴。

那麼，要怎樣從現代科學的角度來解釋這個現象，這是對從事經絡現代科學研究的科學家的另一個挑戰。

幸運的是，經穴的全息現象不但可以在古書中找到，也可以在臨床中證明其有效性。同時，經穴的全息現象也得到了經穴電測量技術的支持。也就是說，當某一臟器出現病變時，不但在十四條主要經絡上的主要腧穴的電導能力會明顯升高，在耳朵、鼻子、腳掌、手掌等等局部，甚至每一手指節上的「微腧穴」，其電導能力都會相應地大為升高。這樣一來，就為科學家進一步研究這個問題提供了客觀的測量方法，以及從物理學的角度來思考的可能性。

科學家（尤其是物理學家）對全息現象，還有更進一步的想法和獨特的實驗。1970年代，數學家從數學的角度提出了「碎形」③（fractal）概念，大大促進了對「全息現象」的研究。從新的角度再來深入研究古老針灸理論中的「全息現象」，就可以這樣理解：經穴的全息就是大人之中還套著許許多多的小人（如在耳朵中，在腳掌中等等）；而且在每個小人之中還可以套著許多更小的小小人；而在每一個小小人之中又可以套著許多更小的小小小人……，不一而足。也就是，從某種意義上來說，至少是從測量的角度來看，全身的每一點都是「微經穴」。

這個思路又得到了經穴電測技術的證明（見圖6-10）。圖6-10最左面的一欄是表示人體表面上的一塊皮膚，並在不同的尺度上一步一

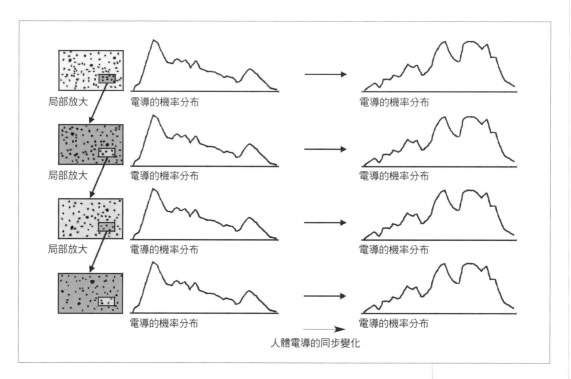

局部放大　電導的機率分布　　　　　電導的機率分布

局部放大　電導的機率分布　　　　　電導的機率分布

局部放大　電導的機率分布　　　　　電導的機率分布

電導的機率分布　　　　　　　　電導的機率分布

人體電導的同步變化

步地放大。中間一欄和右面一欄都是電導數據的「機率分布曲線」，也就是把上百個測量資料按大小排列，再算出每一數值段中實測資料出現的機率。

因為我們假設的是全身的每一點都是微經穴，所以就採用隨機測量。「隨機測量」是個美麗而嚇人的科學術語。簡單地說，就是拿著探頭，閉上眼睛，不用尋找腧穴，點到哪兒就測到哪兒。再簡單地說，就是閉上眼睛瞎測一氣。因為根據全息思想，全身每一點都是腧穴，所以不論怎樣瞎測，總是測在某個微經穴，想錯也錯不了，因為它是「全息」的。

有趣的是，實驗結果還真的證實了科學家的推測。不論在身體的

圖6-10 **人體電導測量與全息現象**　身體上一個小部位的穴位，可以反映全身所有臟器的穴位。這種經穴的全息現象可用經穴電測量技術來證明。

128

哪個區域進行測量，電導數據的機率分布曲線都是相似的；不論在哪一個層面上進行測量（見圖6-10左欄，表示的是一塊被測皮膚，共有四行，每下面一行均表示是上面一行中被測皮膚中一個小區域的局部放大），電導數據的機率分布曲線也是相似的（見圖6-10的中間一欄），這種現象稱為「統計的自相似性」。

更重要的是，當人的生理心理狀態改變時，全身任何區域及所有層面上電導數據的機率分布曲線都出現了相似的改變（比較圖6-10的中間一欄和右面一欄）。這種統計的自相似性現象，為最終揭開經穴的奧祕及找到人體「看不見的彩虹、聽不見的音樂」提供了重要的線索。同時，這電導數據統計的自相似性現象，也為人體「和諧度」的測定（參見本書第五部）提供了極為方便的測量技術。

經絡也是「電通道、光通道、微波通道、聲通道、化學通道」

其實，皮膚電阻測量這個錯誤的說法，只不過是我們現有醫學和生物學知識難以解釋的許多現象之一。在前面的章節中，我們還提到許多實驗表明，經絡不但是古書上所說的氣血通道，還是可以用現代技術測定出來的電通道、光通道、微波通道、聲通道、化學通道等等。

對所有這些現有醫學和生物學知識難以解釋的一系列經絡現象，任何認真從事經絡現代科學研究的科學家都不應閉上眼睛，採用鴕鳥政策。我們必須勇敢面對所有現有知識無法解釋的經絡現象，才有可能真正揭開這個千古之謎。

到了此時此刻，我們只要再問一個非常孩子氣的傻問題，就可以揭開這個千古之謎的謎底了。

電阻與電場

對於「電阻是什麼？」這個傻問題，大多數成年人會馬上回答：「哦，傻孩子，你說電阻嗎？那就是某種物體對電流的阻力，這又有什麼可懷疑的呢？」甚至多數的物理學家和電子工程師也會不加思索地做出同樣的回答。

然而遺憾的是，我們不得不指出，面對這個「傻問題」，孩子的懷疑是對的，而且非常重要；而成年人的回答卻是錯的，並嚴重地誤導了經絡電測的研究。

許多人都很熟悉「電阻計」，而且常常是「三用電表」功能的一部分。如果再仔細想一想電阻計的工作原理就可知道，其實電阻計測的並不是電阻而是電流，是在一定電壓下能夠通過被測物體的電流，這種電流通過儀表內的線圈，產生的相應磁場，從而使儀表的指標轉了一定的角度。這個角度是與電流成正比的，然後再用歐姆定律（R=V/I），從測量用電壓和測出的電流值間接算出電阻值。

為了對電阻這個怪東西有個更好的認識，我們再引入另一個重要的物理量，那就是電導。從數學的角度來看，電導（J）只不過是電阻（R）的倒數，也就是：

$$R = 1/J \text{ 或 } J = V/I$$

但重要的是，從物理學的角度來看，電導（J）與電場強度（E）是成正比的：

$$J = \sigma E$$

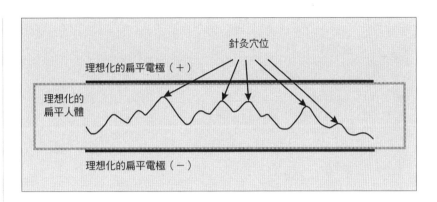

圖6-11 經穴上電測量的背景　這是物理學家喜歡用的一種假想實驗方法，可以拋棄許多無關的細節，看到事物的本質。這個理想化的扁平人體，去除掉了人體的枝枝節節，變成方方正正的一塊。然後，我們就可以回歸到本質上來問，為什麼有些地方電導能力好，有些地方電導能力差。同樣的，我們也可以把實際使用的細小電極想像成是兩塊大大的扁平電極，以表示電壓非常均勻，從而凸顯出人體內有一個不均勻的電場分布，在相同的電壓下，出現了不同的電導能力。

這兒的 σ 是與物質有關的一個常數。這一段對於沒有學過物理的人來說，可能讀起來有點累。不過，我們可以用很簡單的話來說：「電阻」這個詞是不合適的，因為電阻計所測的並不是某一物體對電流的阻擋，而是這個物體可以讓多少電流通過。這不是一個文字遊戲，而是說明我們每天所說的電阻（R）並不是一個真實的名字，它只不過是電導（J）的倒數，而電導才是一個合適的名字，因為它表明了被測物體可以讓多少電流通過。所以如果電阻本身就不是一個合適的名字，那麼所謂經穴上的皮膚電阻測量更是錯上加錯了。

現在我們就進入了問題最關鍵的一點，也就是在經穴上測量的並不是什麼皮膚電阻，而是身體電導。而根據公式 $J=\sigma E$：電導（J）是與電場強度（E）成正比。於是，就得出了最重要的結論：我們在經穴上測量的，就是身體內的電場強度（E）。

那麼，既然我們已知道在經穴上所測量的並不是什麼皮膚電阻，而是身體內的電場強度分布，那麼這又代表什麼意義呢？

為此，我們要把在經穴上所進行的電測量過程簡單化及理想化。首先，用一個理想化的「人體」：沒有頭也沒有四肢，這就簡單多

了；且慢，這個理想化的「人體」還是方形的，是一個方方正正的長方形（見圖6-11）。

還不只如此，我們所用的電極也要理想化，不是像電針儀上常用的圓筒形自由電極及針形的探頭；而是把探頭和自由電極夾在這長方形「人體」的兩側，就像兩塊平板。因為測定電壓是恆定的，所以這樣的簡化也是被允許的。從圖6-11中可以看出，原來所謂的經穴皮膚電阻測量，測的是人體的內電場強度分布。

然後，再讓我們把圖6-11與本章前面的圖6-1及圖6-2比較一下，就不難理解為什麼經絡像山脈，而腧穴像山峰了。從圖6-11可以清楚看出，人體內電場的分布本來就是高高低低像山脈一樣，沿著經絡測定是這樣，其實不在經絡上的測定資料也是這樣高高低低的，因為人體內電場強度的實際分布就是這個樣子。而電導最高的地方就是腧穴，也就是說腧穴是人體內電場強度最高的一些點。從這樣的角度來看圖6-1和圖6-2，就很容易明白了。

電導與經絡

無論是物理學家或非物理學家，對電阻這個名詞都很熟悉，而且也都知道電阻的測量單位是「歐姆」（Ω），這是為了紀念偉大的德國物理學家歐姆（Georg Simon Ohm，1787-1854）。同樣的，大家也都很熟悉歐姆定律（R=V/I），知道其中的電壓（V）和「電流」（I）；也熟悉電壓的測量單位伏特（Volt），是紀念偉大的義大利物理學家伏特（Count Alessandro Volta，1745-1827），還有電流的測量單位安培（A），是紀念法國偉大的物理學家安培（André-Marie Ampère，1775-1836）。

那麼電導（J）的測量單位又是什麼呢？與哪位科學家有關呢？

其實電導的單位，或者說是這個人的名字，在中國幾乎家喻戶曉，那就是「西門子電器公司」的創建人，德國電子工程師和企業家西門子（Ernst Werner von Siemens，1816-1892）。也就是說，電導的測量單位就是「西門子」（S），並有S＝1/Ω這樣的關係式。

在本書後面的第五部，我們還要談到對人體電導的測量，也就是用「西門子」為單位的測量，在心身和諧程度的度量中扮演著重要的角色。

對所謂皮膚電阻測量的深入研究，使我們認識到：經穴的電測量其實並不是對電阻的測量，而是對電導的測量；而電導又是與電導場強度的平方成正比，於是我們就得到了一個意義非常深遠的結論：中國古人所發現的經絡系統，就是對人體內能量分布的一個簡單描述。

人體內的能量分布是肉眼不可見的，這也就是為什麼我們用解剖刀找不到，所以稱它為「看不見的彩虹」。在本書序言中，已經描寫了這個彩虹的形狀。

在後面章節中（即本書的第三部），我們將討論這種能量分布的形成。其實，這也是一種結構，現代物理學稱之為「耗散結構」。「耗散結構」在物理學中是比較新的，誕生於1970年代。這是一種動態的結構，依靠不斷的能量供應才能存在；而人體內的這種能量分布是由電磁波形成的耗散結構。瞭解這種結構，可以讓我們對針灸中的全息現象、循經感傳的慢速度、經穴的低電阻現象，以及經絡是光通道、微波通道、聲通道、同位素通道等等，都有一個清楚的認識。而所有這些現象，又都是難以從現有生理學找到答案的。所以經絡現代科學研究的結果，不單單是對中國的這種古典醫學做一些現代科學的詮釋，其意義要深遠得多。事實上，這個研究的結

果已經開闢了生理學的新篇章，會使整個生理學、生物學和醫學都進入了一個新的時代。

在下面章節中，我們將重點介紹「耗散結構」這個新概念。

註釋

1「同身寸」是針灸專有名詞，意思是同一個人身上的單位比例尺寸，即根據每個人不同的高矮胖瘦，由其身體比例尺寸來確定穴點。

2 全息現象（holographic phenomena），這是生物普遍存在的一種現象，是指生物體的某局部能反映整個生物體的所有訊息，包括形態、性質、結構及功能等各方面。比如手足反射區可以反映出整個身體的訊息。

3 碎形是指具有自相似特性的現象、圖像或物理過程等，1975年由曼德布洛特（Benoit B. Mandelbrot）所創。所謂「自相似性」是指某圖形的任意部分經放大或縮小後，仍然可以展現出原來的形態。

第三部

結構概念的發展

第一章　科學的新大陸

哥倫布跪吻土地，感謝上帝。然後海軍大將站起來，宣布發現了到
印度的新航線。

　　人人都知道發現新大陸的重要性。沒有這個重要的發現，也就沒
有美國，沒有加拿大，沒有墨西哥，沒有巴西，也沒有阿根廷等
等。因為它們不在歐洲，不在亞洲，也不在非洲；它們都不在這些
舊大陸上，而是在當時還不知道的「新大陸」上。

　　同樣的，如果科學家沒有發現「耗散結構」這一種新結構，也就
不可能找到與經絡系統功能相對應的獨特結構。

　　雖然這個名詞很新，還帶著很重的學究味，但其實早在科學家發
明耗散結構這個名詞之前，我們就看到過這種結構，而且幾乎是天
天看到的東西。

　　例如，瀑布就是典型的耗散結構。瀑布是一種動態結構，只有當
高水位的水不停地供應時才能存在，一旦高水位的水流停止，瀑布
也就消失。瀑布這種結構存在的先決條件就是不停地耗能，所以稱
為耗散結構。

　　蠟燭上的火焰也是典型的耗散結構，因為只有不停地耗能，火焰
才能存在，一旦能量供應停止，火焰也就馬上消失。

　　天然泉水、人工噴泉、漩渦、龍捲風以及天上美麗的卷雲都是耗
散結構，轉瞬即逝的閃電也是耗散結構。閃電耗能太快，所以壽命
也短。

　　與耗散結構相對的是「靜態結構」（static structure）。「靜態結
構」當然包括那些不會運動的房子、山脈……，但也包括那些跑得
很快的汽車、火車、飛機、火箭等等。因為汽車、火車、飛機、火
箭也跟房子、山脈一樣，在沒有能量供應時不會自動消失，而且在

封閉環境中反而保存得更好。

這兒我們可以注意到，耗散結構根本不能放在一個封閉的環境中。不論是瀑布、火焰、泉水、噴泉、漩渦、龍捲風或是閃電，都不能在封閉的環境中存在。一旦環境封閉，這種結構馬上就會消失不見。

所以耗散結構是一種活的結構，而靜態結構則是一種死的結構。儘管這種活結構就在我們的眼皮下，天天都可看到，但科學家卻花了整整一百年的時間，才清楚地、理性地認識到它。這中間凝結了好幾代科學家的心血。

永動機之夢

耗散結構的發現，可上溯到工業革命初期，那時人類還不知道能量守恆定律。所以許多發明家就想打造出一種機器，不需要能量，卻能不停工作，並稱這種機器為「永動機」（perpetual motion）。

那時發明永動機還真是風行一時，提出了上千種不同的設計方案。現在發明永動機已經不那麼時興了，但是美國專利局每年還是能收到幾份永動機的專利申請。

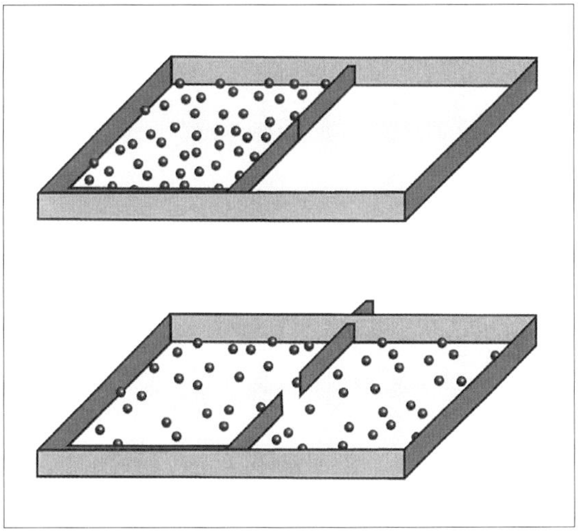

當然，多數永動機的發明人都是聰

圖7-1 熱力學第二定律「熵值恆增」的例子　圖中的小盆子中間有塊隔板，左邊有些小球，右邊一個球都沒有，此時這個系統處在高度的有序態。然後，把隔板打開一個洞，隨機搖動，小球會慢慢分布到左右兩邊，並且越來越均勻（或者說越來越混亂）。用物理學家的話來說，就是混亂的程度會自動增加；而用更嚴格的物理學行話來說，就是「在封閉體系中，熵值恆增」。「熵」，就是混亂程度的度量。

明人，所提出的設計方案都是聰明透頂。看著設計圖，你會相信這台機器一定會永遠運轉下去。可惜，始終就是沒有一台會這樣不花能量並永遠地轉。經過了上百年及無數次的失敗，科學家終於總結出了能量守恆定律。至今，還找不出違背能量守恆定律的例子。

認識到了能量守恆定律之後，許多發明家放棄了對不耗能「第一類永動機」的尋找，轉而尋找「第二類永動機」。所謂「第二類永動機」並不違背能量守恆定律，只是利用低能區的能量，而不利用高能區的能量。

比如說，如果我們能讓全世界的海水溫度降低半度，所得到的能量就足夠讓全世界的機器運行三千年。這樣，也就是形同造出了事實上的永動機。

可惜，第二類永動機也行不通。經過無數次的失敗，科學家又總結出了另一條非常重要的物理定律，即「熱力學第二定律」。

熱力學第二定律有幾種不同的陳述方式。

最容易理解的熱力學第二定律陳述方式為：「熱不能自動地從低溫熱源流向高溫熱源而不耗能」。這就如我們把兩杯攝氏50度的水放在一個盒子內，會不會有這樣一天，當我們打開盒蓋時，發現一杯水正在沸騰，而另一杯正在結冰。請注意，這種情況下並不違背能量守恆定律，但是這不可能發生。這就是熱力學第二定律。

最學究氣的熱力學第二定律陳述方式為：「在一個封閉系統中，熵值恆增。」這兒牽涉到兩個重要的概念。

第一個重要概念是「封閉系統」（isolated system）。所謂「封閉系統」就是一個與外界既沒有物質交換，也沒有能量交換的系統。當然，這是一個理想化的系統，但也是從現實生活中抽提出來的系統，而且也是科學研究中的一個強有力的工具。長期以來，對將來

要從事科學研究的學生都要進行這樣的訓練：如何把一個系統從它複雜的環境中孤立出來，進行研究。

第二個重要概念是「熵」（entropy）。「熵」是混亂程度的度量，「混亂」是一個很模糊的概念，但數學家和物理學家卻很成功地把它計算出來。所謂「熵值恆增」，就是在一個封閉系統中總是越來越亂，不可逆轉。

在圖7-1中我們可以看到一個四周有矮牆的平板，裡面有50個小球。在平板的中間，又用矮牆把平板分成兩部分。開始時，所有的球都是在平板的左半部（見圖7-1上圖），而且不管怎樣搖動，小球總是在左面。然而，當我們把中間隔牆的小門打開後，再繼續搖動，那麼有一部分的小球會跑到右面（見圖7-1下圖），直到兩面的小球數差不多。這就是熵值增加。

現在讓我們問一個問題。如果再繼續搖動平板，會不會出現這樣的情況：所有的小球又重新回到隔板的左面？

單從數學來看，這是可能的，只不過機率很小，小到$(1/2)^{50}$，或者說：出現的可能性是0.00000000000000089。這意謂著什麼呢？這表示我們每秒鐘搖動平板一次，搖上35,702,052年，而且運氣要不太差，就有可能碰到一次。顯然這就是說，事實上不可能，即所有的小球不可能又自動回到隔板的左面。這就是所謂的「不可逆過程」或「熵值的不可逆增加」。

圖7-1所討論的算是一個很簡單的系統，只有50個元素，但就要花上35,702,052年。對於元素更多的系統，機率就更低了。美國柏克萊大學主編的著名物理教科書《柏克萊物理課程》（*Berkeley Physics Course*）上，有一張漫畫（見圖7-2），說的是當熱力學第二定律不成立時，這世界將會變成怎樣。

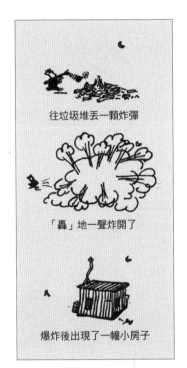

往垃圾堆丟一顆炸彈

「轟」地一聲炸開了

爆炸後出現了一幢小房子

圖7-2 如果「熱力學第二定律」不成立，極度混亂的垃圾堆，只要扔進一個炸彈，就會自動地進入了高度有序態，變成一幢可愛的小房子。

這張漫畫表明，當熱力學第二定律不成立時，當你往垃圾堆上扔一顆炸彈，這個垃圾堆就會自動變成一幢可愛的小房子，什麼力氣都不用花。

熱寂與世界末日

不過，熱力學第二定律的一個推論是相當悲觀的。按照熱力學第二定律，熱能只從高溫熱源傳向低溫熱源，不能倒過來。也就是說，太陽一類的高溫物體會越來越冷，而地球、月亮等低溫物體會越來越熱。最後，整個宇宙的溫度就會一樣，雖然能量沒有消失，但不能做功了。這時整個宇宙會變得死氣沉沉，進入一個「熱寂」狀態，也就是熵值到了最大。到了這個時候，大概是世界末日了。

當然這個世界末日還遠得很，至少我們這幾代人完全不用考慮，因為那還不知道要多少億年。但是，請看看我們自己這個地球。天哪！我們眼睜睜地看著大量的煤和油被燒成二氧化碳來破壞大氣層；豐富的礦產變成了金屬，再變成一堆堆的垃圾，變成越來越均勻的混合物；水和空氣也由於污染而變得越來越與各種物質均勻混合。按照熱力學第二定律，我們這個地球正在「熵值恆增」，也就是混亂程度越來越高。再這樣下去，離熵的最大值似乎不遠了。這當然不能說就是世界末日，但至少是地球的末日。

這種悲觀的觀點，就是有名的「羅馬俱樂部」（The Club of Rome）① 的觀點，好像是在嚇唬我們。不過我們不得不承認，那些人倒是挺可愛的。記得十幾年前在義大利的火車上就遇過這樣的一位女學生，她對於我們這個星球，這個荒漠寒冷宇宙中小小綠洲的前途十分擔心。我說，我倒是對這個星球的前途相當樂觀，不過，我的樂觀主義就是因為看到了你們，看到你們正在不斷地提醒

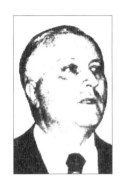

圖7-3 比利時科學家普里戈金，從封閉系統的研究跨越到開放系統的研究。

人們要多多關注我們這個星球的前途和命運。

另一方面，繼熱力學第二定律之後，科學家又發現了一條有點相反的定律，這條新的定律使我們有可能在一定程度上避免熵的恆增，甚至可以使熵減少。

現代哥倫布：普里戈金

那是1970年代，量子力學和分子生物學已經接近完美；也就是說量子力學和分子生物學的快速發展階段已經過去了。這時，物理學家正雄心勃勃地打算建立一個「大統一理論」，這樣一來，物理學就可說是十全十美了。

所謂「大統一理論」就是把四種最基本的力：萬有引力、電磁作用力、強作用力和弱作用力統一成一種力。在大統一理論中，宇宙中所有的現象都可找到解釋，也都可以計算。也就是說，對於理論物理學家來說，宇宙中就再也沒有未知的東西了。

當然，一旦完成大統一理論，全世界所有大學的理論物理系統統可以關門了，因為物理學理論已經十全十美，不需要再發展了。物理系工作只剩下解釋世界，以及不斷找找新的應用而已。

在此同時，生物學好像也快臻十全十美了。從1950年代DNA雙螺旋結構的解讀開始，分子生物學長足進展，到了1970年代，雖然還沒有搞清細胞內的每個分子，但好像也只是時間與經費問題而已，並沒有原則上的困難了。等到細胞內每一個分子的結構都搞清楚了，全世界大學的生物系也可以統統關門，留下的只是生物技術系、生物工程系了。

換句話說，到了1970年代，現代科學的新思想好像已經枯竭，科學再也不必有所發展了。然而，就在這個時候，科學界出了一個

哥倫布，他又發現了一片新大陸。這位當代的哥倫布名叫普里戈金（見圖7-3），他在科學中又跨出了革命性的幾步：

從封閉系統到開放系統

普里戈金跨的第一大步，是從封閉系統的研究到開放系統的研究。與封閉系統相反，開放系統是不停地與外界交換物質、能量和資訊。換句話說，外界可以向開放系統輸入「負熵」（negative entropy），從而使系統內的熵值減少。

「負熵」這個名詞聽起來很學究氣，有點嚇人，其實很簡單。例如在圖7-1那個實驗中，其實有個非常嚴格的限制條件，那就是只能閉著眼睛搖這塊平板，不能做任何其他的動作，因為這是一個封閉系統，不能動手動腳。至於其他的觀察者，更必須是「觀棋不語真君子」，只能眼睜睜地看著熵值增加，越來越亂，毫無辦法。

但是在開放系統中，那就大不相同了，你不但可以發表意見，還可以動手動腳。這一來就簡單了，不用35,702,052年，只要一分鐘，你就可以把所有右邊的小球都揀到左邊去，馬上使熵回復到最小值。用學究性的語言來說，我們這種動手揀球，就是向這個系統輸入「負熵」。

原來輸入負熵是這樣簡單，每個幼稚園的孩子都會做。說來也奇，哥倫布（Christopher Columbus，1451-1506）發現新大陸也是同樣簡單。據說當年他航海回來，當上了西班牙的海軍大將，有人不服氣說那有什麼了不起，只不過原本是向東駛到印度，現在是向西駛到印度而已，每個人都會。哥倫布聽到了這種流言，就在一次宴會上請大家做一件事，那就是把一顆雞蛋的尖頭向下豎立在桌子上。大家都傻了眼，搖搖頭，說這怎能辦到。哥倫布就拿起一顆

雞蛋，尖頭向下輕輕地一敲，雞蛋就穩穩地豎立在桌上了。這真是簡單，但不是每個人都可以想到的。

開放系統也是一樣簡單，然而，卻讓全世界無數極為聰明的科學家花了一百年才想到。所以，如果我們把封閉系統稱為科學中傳統的舊大陸，那麼開放系統就是科學界中的新大陸。

更重要的是，許多生命現象都與這片新大陸有關。其實早在1944年，量子力學的祖師爺奧地利物理學家薛丁格，他就指出生物體可以透過飲食和呼吸引入負熵，從而保持高度的有序狀態。

薛丁格是個天才科學家，更是一個先知型的科學家，他的「薛丁格方程式」，從1950年代起，就成了量子力學最大的基石，是量子力學的基本方程式。他所預言的「非週期性晶體」（aperiodic crystal），在1960年代導致了DNA中三聯體密碼的發現；而他所討論的「負熵」，直到1970年代才在開放系統的研究中被重新發現，也是成就耗散結構的基本條件。可惜直到今天，還有許多生物學家不知道開放系統、熵和耗散結構這些非常基本的概念。

從平衡態到遠離平衡態

普里戈金跨的第二大步，是從「平衡態」（equilibrium）的研究到「遠離平衡態」（far from equilibrium）的研究。所謂平衡態就是一個系統已經達到了熵最大，也就是處於一個極為均勻的狀態。

例如，圖7-4a鍋子裡的水就處於溫度均勻的狀態，也就是處於「平衡態」。

然後，我們把鍋子下面的電爐打開，但只是微微加溫（見圖7-4b圖）。這時，鍋子裡的水就自下而上，一層一層地升高溫度，每層都保持溫度均勻，亦即每一層還是處於小小的平衡態，我們稱這種狀

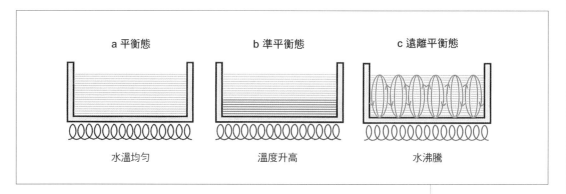

態為「準平衡態」。

　　在這種準平衡態中還是可以應用平衡態的方法，一層一層地計算每層的溫度和熵等參數。這就是普里戈金之前物理學的狀態。

　　然而，如果我們把電爐的溫度開得很高，鍋子裡的水就會沸騰（見圖7-4c圖），這時就稱為「遠離平衡態」。

　　仔細看去，沸騰的水好像是萬馬奔騰，毫無規律而言，也就是處於混沌狀態。多年來，科學家都對此望而生畏。然而，普里戈金確實是與哥倫布一樣勇敢，他闖進了這個可怕的遠離平衡態，而發現了一片新天地。他發現在遠離平衡態時，並不是越來越亂，反而是常常會出現一種新的結構，一種動態的結構。

　　假如我們從這只鍋子的上面向下看，就可看到水面上有很規則的花紋。只要能量的供應是穩定的，這種花紋也是穩定的。所以普里戈金發現，在遠離平衡態時，一種新的「秩序」會從「無序」中出現。

從靜態結構到耗散結構

　　普里戈金跨的第三大步，也是最重要的一步，就是從靜態結構的研究到耗散結構的研究。事實上，這也是結構概念上的一次革命；

圖7-4 用煮開水的例子來說明從平衡態到遠離平衡態：從水溫均勻的平衡態→水溫升高的準平衡態→水沸騰的遠離平衡態。

144

而對結構認識上的此一大飛躍，最終會導致醫學上的革命：發現經絡系統的功能所對應的結構，並不是傳統意義上的靜態結構，而是一種耗散結構，並且是電磁駐波形成的耗散結構。

當然從另一方面來說，耗散結構並不是新的東西，不但中國古人在發現經絡系統時就發現了，而且像瀑布、火焰、泉水、噴泉、漩渦、龍捲風、閃電等等耗散結構也是我們常常能看到的。

所以耗散結構的發現，真的很像是發現了所謂的新大陸。事實上，早在哥倫布之前，地球上早就有了美洲這塊大陸，而且還是一塊古老的大陸，只是沒有美洲這個名字。今天被我們稱為美洲印第安人的民族早就居住在那兒，對他們來說，怎麼也不能說這是塊新大陸。

然而，新大陸的發現並不是沒有意義的。正因新大陸被歐洲文明重新發現了，才使得這塊古老的大陸獲得新生，成了新大陸，並且反過來大大地豐富了古老的歐洲文明。

這樣比喻，也許我們就可以明白耗散結構這個新大陸的重新發現，在現代科學和現代文明中的重大意義。

事實上，只有耗散結構這個新大陸的重新發現，科學家才有可能從現代科學的角度，來重新認識經絡這個古老又神祕的醫學，生物學和生理學才可能揭開一個全新的篇章。也因為耗散結構這個新大陸的重新發現，現代醫學和古代醫學才可能真正融合成一體，擴展成一種具有整體觀的、全新的現代醫學。而這種整體性的世界觀，不但會深刻影響醫學的發展，也會影響到現代文明的發展方向。

註釋

1 羅馬俱樂部是一國際性的民間研究機構，曾預估1992年地球的石油將耗盡。

第二章：駐波

用十弦的樂器和瑟，用琴彈幽雅的聲音；
早晨傳揚你的慈愛，每夜傳揚你的信實。

「詩篇」92：2-3

　　有趣的是，哥倫布到死也不認為他所發現的是一個新大陸。他只認為發現了到印度去的新航線。給美洲命名，以及對這個新大陸進一步的探勘，則是由其他人來完成了；而這進一步的探勘又花了幾百年。

　　也許普里戈金比哥倫布幸運一些，當他還在世時，就已經知道自己所發現的是一個新大陸。但是對這個新大陸的詳細探測，則又花上許多年了。在這兒，將介紹一種很特殊的耗散結構，即物理學中早已知道的駐波。

　　圖8-1a是最簡單的駐波，也是在一根弦上的駐波。乍看之下，好像是三個頭對頭的紡錘體結構，而且相當穩定。但其實它不是像紡錘那樣的固體結構，而是由一根弦上下振動所形成的動態結構。這種結構就像瀑布、噴泉一樣，一眼望過去，彷彿是很穩定的結構。但是看得越仔細，就發現越不穩定。如果我們看得非常仔細，就可看到所謂的

圖8-1 **駐波是一種耗散結構**　一條弦上的駐波（上圖），這是最簡單的駐波；以及提供能量的馬達（下圖）。駐波是一種動態結構，需要靠馬達提供的能量來維持，一旦馬達停下來，這個紡錘形的結構很快就會消失。這個結構不斷在耗能，所以稱為耗散結構。

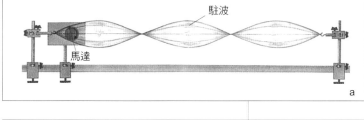

駐波

馬達

a

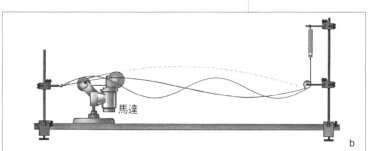

馬達

b

146

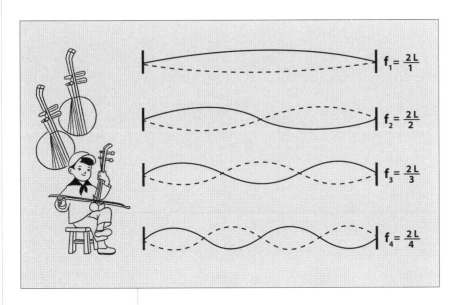

圖8-2 **弦樂器的基頻與泛音** 弦上駐波的頻率是由弦的長度來決定，而弦長一般是由演奏者的手指來控制。一根弦上會同時存在著好幾種不同頻率的駐波，圖中最低的頻率 f1 稱為「基頻」，而f2、f3 和f4等稱為「泛音」。

「紡錘體」，只不過是一根弦在飛快地上下擺動。

更重要的是，這種動態的結構需要能量不斷供應（圖8-1b）。在這兒，能量是靠一個小馬達來提供的。只要這個小馬達的轉速穩定，這個駐波的結構就相當穩定。但是一旦能量中斷，小馬達停下來，這個紡錘形的結構很快就會消失。換句話說，這個結構是不斷地在耗能，所以稱為耗散結構。在這種情況下，能量是以聲能形式耗散掉的。

弦上駐波的頻率是由弦的長度決定的（見圖8-2右），從而決定了相應聲波的波長。其實，這就是所有弦樂器的運作原理；而弦長一般是由演奏者的手指來控制的（見圖8-2左）。演奏者不斷地移動他的手指，改變弦的有效長度，在不同的時間產生不同的頻率，從而奏出悅耳的旋律。

一般來說，一根弦上會同時存在好幾種不同頻率的駐波（見圖8-2右）。這兒最低的頻率 f1 稱為「基頻」，也就是樂譜上音符所代表的頻率。而f2、f3 和f4等稱為「泛音」。不同的樂器有不同的泛音組合，於是就有了不同的音色。由於各樂器的音色大不相同，所以即使奏同一音符，也很容易聽出吉他與鋼琴的不同。

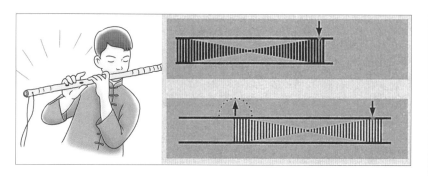

圖8-3 管樂器的駐波基頻 管樂器的管子就是一個諧振腔，裡面會形成肉眼看不見的駐波。這些駐波的頻率，是由管子的長度來決定。所以吹奏管樂器時要不停地用手指打開或蓋上不同的孔洞，以便不斷改變管子的有效長度來改變聲音。

事實上，管樂器的運作原理也一樣，同樣是用手指來調節駐波的頻率（見圖8-3）。管樂器的管子就是一個諧振腔（見圖8-3右圖），空氣振動時在裡面會形成肉眼看不見的駐波。而這些駐波的頻率，就是由管子的長度決定的。

現在我們就可明白，為什麼演奏者在演奏管樂器時要不停地用手指打開或蓋上不同的孔洞（見圖8-3左圖）。事實上，這樣做是在不斷地改變管子的有效長度，也就是改變諧振腔的長度，從而得到不同頻率的駐波。

打擊樂器中駐波的基頻，也是由諧振腔的尺寸來決定的。但打擊樂器諧振腔的尺寸不容易快速改變，所以演奏時，常常要使用一系列不同尺寸的打擊樂器，以便得到多變的音樂（見圖8-4）。

圖8-4 **打擊樂器的駐波基頻** 打擊樂器的駐波基頻同樣由諧振腔的尺寸來決定，因此演奏樂曲時，需要用到一系列不同尺寸的打擊樂器。

波的重疊

眾所周知，兩個粒子不能同時占據同一個位置。但波

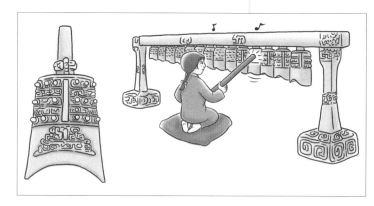

圖8-5 典型的建設性干涉 兩個相位相同的正弦波重疊在一起，合成波的振幅為兩個波的振幅之和。

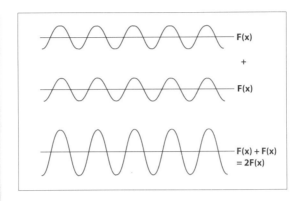

圖8-6 典型的破壞性干涉 兩個相位相反的正弦波重疊在一起會相互抵銷，合成波的振幅為零。

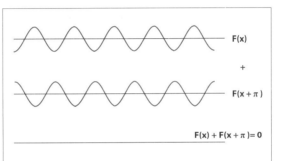

圖8-7 多個波的重疊 多個正弦波重疊在一起時，會互相干擾而形成新的合成波，變成一條複雜的曲線。

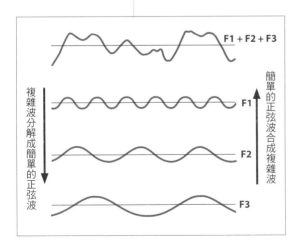

卻不一樣，兩個波完全可以占據同一個位置，而且會加在一起，形成一個新的波；或是相互抵銷，兩者一起消失。也就是說，兩個波可以重疊在一起。用物理學的語言來說，它們相互干涉，形成新的「干涉波」。

兩個波的重疊

　　首先，讓我們看看兩個波重疊時的情況。圖8-5是表示兩個同波長、同相位的波重疊在一起。這樣重疊的結果是產生一個新的波，這個新的波與原來兩個波的波長及相位都一樣，但是振幅卻是兩者之和（見圖8-5 第三列）。

　　同相位的波重疊在一起，這樣重疊的結果是產生一個新的波，這個新的波與原來兩個波也是同波長同相位，只不過大了一點。看來，波世界的算術與粒子世界的算

149

術不一樣。在粒子的世界裡 $1+1=2$，連小學生也知道。可是在波的世界裡，卻可以是 $1+1=1$。

但這只是兩個波重疊的結果之一。另一個極端的例子是同波長、但相位相反的兩個波重疊（見圖8-6）。用數學語言來說，兩個波的相位差是 1π，相當於180度。在這種情況下，如果兩個波的振幅一樣，重疊的結果就是相互抵銷，出現一個根本就沒有振幅的波，或者簡單來說：沒有波了（見圖8-6第三列）。所以這兒的算術就更奇怪了：$1+1=0$。

用物理學的語言來說，兩個同相位正弦波的重疊稱為典型的「建設性干涉」（圖8-5）；而相位相反的兩個波重疊，則稱為典型的「破壞性干涉」（圖8-6）。

當然，這只是兩個極端的例子。多數情況下，兩個波重疊的結果可以看本書第一部第三章的雙縫干涉實驗（見65頁圖3-4），有時兩個波相互增強，出現亮帶，這時就是建設性干涉；而有時則相互抵銷，出現暗帶，這時就是破壞性干涉。同時，還有許多中間的過渡情況。

本書第一部第三章的圖3-3（見65頁），則表示一種更複雜的情況：兩個波長不一樣的波重疊在一起時，會出現什麼結果。這種情況下，會出現一種新的波，稱為「拍頻」（beating frequency）。在本書第五部，我們還要對「拍頻」出現的條件，以及它在對身心和諧程度的客觀測量中有何作用，進行更深入的討論。

多波的重疊

事實上，波重疊並不只限於兩個波的情況，也可以把許多波重疊在一起。多波重疊不但可以產生新的週期性函數，也可以產生非週

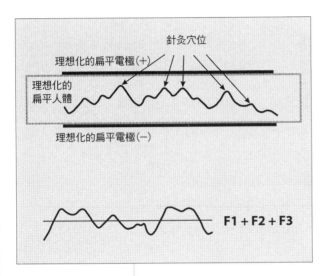

圖8-8 人體表面電測量的結果（上），以及三條正弦波重疊而成的曲線（下）。透過這樣的比較，我們比較容易想像人體複雜的電場分布，是源自電磁駐波的重疊。

期性的函數（見圖8-7最上面的曲線）。

此時此刻，讓我們一起回憶本書第二部第三章所討論的皮膚電測量的背景，以及那張用來說明測量背景的理想人體圖（見131頁圖6-11）。

現在，讓我們把人體表面電測量的結果（見圖8-8的第一條曲線，該曲線引自本書第二部第三章的圖6-11），以及幾條正弦曲線疊加成的曲線（見圖8-8的第二條曲線，該曲線引自圖8-7的第一條曲線）進行比較。採用這樣的比較，使我們比較容易想像複雜的電場分布可以源自電磁波的重疊。

當然，現實情況要比圖8-7及圖6-11複雜得多。但這只是一個起點，接著我們就要一步一步進行更深入地探討。

波的干涉圖案及干擾

前面我們所討論的還只限於一維波的重疊，但在現實世界中，一般的波都是二維或三維的。

從原則上來說，在二維和三維的情況下，波的重疊也完全是一樣的，只是計算上更複雜一點（見圖8-9的右圖），有時計算工作量是相當大的。不過在許多情況下，可以透過實驗來觀察（見69頁圖3-6、70頁圖3-7、圖8-10、圖8-12等等）。

一旦我們知道身體內的能量非均勻分布，主要是由電磁駐波決定的；也就是說，身體內的能量非均勻分布，主要就是一張立體的電磁駐波干涉圖紋，那麼我們也就知道，有可能定向地干擾和改變這

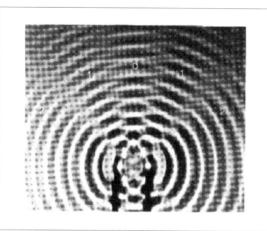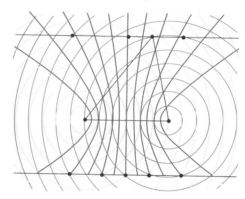

張干涉圖紋，從而改變能量分布，幫助病人恢復健康。事實上，這也就是上千年來針灸醫生一直在做的事情。只不過中醫的理論中，沒有電磁場、電磁波、波的群速度、干涉圖、電場強度分布、耗散結構等等現代科學概念；而是用氣血循行、子午流注、得氣、補法、瀉法等另一套理論架構和語言系統。

改變波的頻率

事實上，現在很流行的許多所謂「理療技術」，如熱療、紅外線治療、頻譜治療、電針治療、雷射針灸治療、微波針灸治療等等，都是把一些不同波長的電磁波引入人體內，從而干擾和改變人體內的這張干涉圖紋，改變能量分布，來幫助病人恢復健康。

經過幾百年的科學發展，西醫中的化學治療已有了很好的理論支撐。像「為什麼打這種針？」、「為什麼要吃那種藥？」等問題，都可從現代生物學、生理學和化學的角度說出個道理來。甚至包括新藥的研製和生產，都有理論可循。

圖8-9 **兩個二維圓形波的干涉和計算**　在二維和三維的情況下，波的重疊也會一樣彼此干擾。中醫的針灸就是利用此一特性，透過在穴位扎針來干擾人體內的電磁駐波，以改變體內的能量分布狀態，幫助病人恢復健康。

152

可是用物理方法治療的理療技術，並沒有這樣堅實的現代科學理論來支撐。所以嚴格來說，許多理療方法只是純經驗的，只是基於許多聰明的醫生不斷從臨床中總結經驗而發展出來的。

當然，這種令人不滿的狀況也無可厚非，因為人的知識本來就是這樣一步一步發展，從經驗發展到理論。事實上，現代科學也是這

邊界條件與電磁駐波的干涉圖紋

人體是一個諧振腔，裡面有很多我們看不見的電磁駐波，這些電磁駐波彼此交互作用，形成複雜的駐波干涉圖紋。這些駐波在生理的恆定方面扮演著關鍵角色，與生命體各個器官特有的頻率與構造形式息息相關。因此，若身體失衡或臟器出現毛病，可以利用金屬的毫針來改變諧振腔的邊界條件，有效改變電磁駐波干涉圖紋，從而改變體內的電場分布和能量分布，以調節整個生理功能的運行。

下面利用兩個小實驗，來證明邊界條件與電磁駐波的干涉圖紋之間的關係。

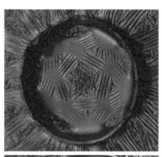

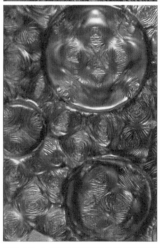

圖8-10 上圖是在裝著水的平底鍋內放入一個大環，下圖是放入三個大小不一的環。當平底鍋下的喇叭發出單調穩定的聲音時，水面上會出現兩種不一樣的穩定駐波花紋。因為兩者的邊界條件不一樣，所以電磁駐波的干涉圖紋也隨之改變了。

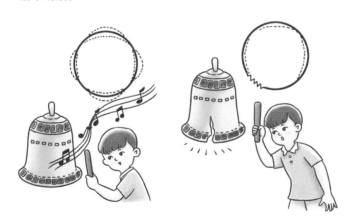

圖8-11 其實諧振腔只要一點點的小改變，就會導致駐波干涉圖紋的大變化。例如一個大鐘上只要出現一道小裂縫，就會使大鐘的聲音變啞。

樣一步一步發展的。所以理療理論基礎的缺乏，也只是一個暫時性的過渡階段。另一方面，要是沒有全世界這許多聰明醫生從經驗中發展出這許多不同的理療方法，科學家也不可能從理論上認識到人體這「看不見的彩虹、聽不見的音樂」。

有趣的是，許多理療方法，不論是東方或西方，都引用針灸理論做為指導理論，許多電療、磁療儀器，都是把電磁波引入點放在穴位點上，至於刺激什麼點能治什麼病，更是根據針灸理論。

說實話，身為一個中國人，看到針灸理論成了理療理論基礎，心裡還真是高興，甚至為自己聰明的祖先感到驕傲。但身為一個受過嚴格現代科學訓練，又對所謂經絡現代科學研究的現狀深有瞭解的生物物理學家，我很難忍受這種混亂的狀態，也很難接受如此不加取捨的「拿來主義」。例如，前些年看到「哈磁杯」①及「模擬人體頻譜治療儀」的大量廣告詞和理論上的胡亂解釋，說真的，我的背上真是滲出冷汗。

但不管如何，現在「看不見的彩虹、聽不見的音樂」的神祕面紗總算揭開來了，也許這種可怕的狀態有望結束。雖然在這方面還有許許多多的細節要做，但原則上的問題總算解決了。

改變邊界條件

除了引入外源電磁波來改變體內電磁場和能量的分布之外，另一個改變電磁駐波干涉圖紋的方法，就是改變諧振腔的邊界條件。其實，這是中國老祖先早就發現而西方人卻百思不解的大祕密。用西方人的話來說：「針灸的針並沒有把藥水打進身體裡去，但不知為什麼，這樣也能治病？」

為了回答這個問題，無數中外科學家絞盡腦汁，按當時的科學知

識水準，提出了許多解釋。例如「針灸可能是安慰劑效應」、「針灸是對神經的刺激」等等。當然，這些解釋都有對的一面。不只是針灸，所有的化學藥物也都有安慰劑效應。一些針灸穴位（尤其是膀胱經上的穴位）不是處在神經節上面，就是位於神經密集區。但是這些解釋都在針灸理論的外面轉圈子，沒有一個能與針灸理論真正相關聯。

但是假如我們能夠認識到，金屬的毫針可以有效地改變諧振腔的邊界條件，可以有效地改變電磁駐波干涉圖紋，那麼體內的電磁駐波干涉圖紋的改變，就表示改變了體內的電場分布和能量分布，從而調節整個生理功能的運行。這樣一來，我們對「針灸的針並沒有把藥水打進身體裡去，但不知為什麼，這樣也能治病？」的這個問題，就會有完全不同的認識。

為了瞭解什麼是「改變諧振腔的邊界條件」，讓我們先看一些比較直觀的例子：

在本書第一部第三章的圖3-6（69頁）中，我們就可看到干涉圖紋的形狀不單是由頻率決定的，也是由平板的形狀所決定的。用物理學的語言來說：駐波干涉圖紋的形狀不單是由波的頻率決定的，同時也是由諧振腔的邊界條件決定的。

現在再讓我們看看另一個肉眼可見的，在水表面上的駐波干涉圖紋（見圖8-10）。這個實驗是這樣做的：我們把一個喇叭放在一只平底鍋的下面，平底鍋內放水。當喇叭放出某種單調穩定的聲音時，水面上就會出現穩定的駐波花紋。

在圖8-10的上圖，我們在平底鍋中放了一個大環；而在圖8-10的下圖，我們則在平底鍋中放了三個大小不一的環。這就很容易看出邊界條件的改變，對駐波干涉圖紋的巨大影響。我們還要特別指

出，在左右兩種情況下，喇叭放出的頻率都是一樣的。

事實上，諧振腔的邊界條件改變往往不需要像圖8-10那麼大，往往諧振腔一點點微小的改變就會導致駐波干涉圖紋和固有頻率（eigen frequency）的大幅變化。我們都知道，一個大鐘上往往只要出現一道微小的裂縫，就會使大鐘的聲音變啞（見圖8-11）。

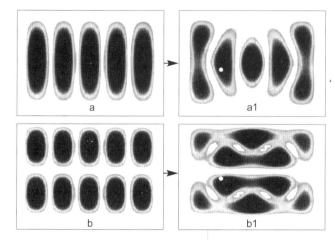

圖8-12 **振動板的小洞會大大改變駐波形成的干涉圖紋** 左邊的a、b是沒有洞的振動板，右邊的a1、b1是分別打了一個小洞的振動板，可以明顯看出前後的干涉圖紋產生了很大的變化。不過，洞要打在哪裡才是重點：一定要挑能量密度高的地方，就是波峰集中之處。拿針灸來說，毫針要扎在能量密度高的腦穴（穴位）上，才能發揮干擾作用。

德國的馬堡大學（Philipps-Universität Marburg）是歷史悠久的大學，創校已有四百七十多年，卻一直保持著學術上的活力。物理系是該校強項之一，在物理系內有一個「量子混沌」實驗室。此實驗室由斯朵克曼教授（H. J. Stockmann）主持，從機械波到電磁波，從理論到實驗，廣泛研究各種駐波的形成條件。圖8-12是他們在實驗室所做的兩個有趣實驗。

他們所用的實驗設備，與本書第一部第三章圖3-6左圖（見69頁）的儀器很相似，只不過儀器上的振動平板是長方形的（見圖8-12）。圖8-12左邊的兩塊平板沒有打洞；而右邊的兩塊平板則分別打上了小洞。這些洞很小，但對駐波干涉圖案的影響卻很大。

當然，這些小洞的位置非常重要。只有把小洞打在關鍵位置上，才能引起駐波干涉圖案的大幅變化。而這種位置一般是在能量密度最高的地方，也就是許多駐波的波峰集中之處。

這樣一來，我們也就比較容易理解，為什麼針灸的毫針不能亂扎一氣，這洞一定要扎在關鍵性位置上，這個位置就是穴位，而穴位

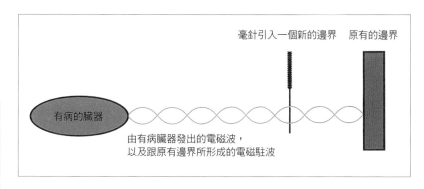

圖8-13 當毫針插入駐波的某一個波峰時，透過改變邊界可以最有效地破壞這個病源駐波。

又常常是電導最高點，也就是電磁駐波的許多波峰集中之處。

為了說明為什麼要把針灸毫針扎在電導最高點上（即腧穴的中心點）才能得到最好的效果，我們要再回到一維的、最簡單的情況下（見圖8-13）來看看。

一般來說，當某個臟器出了問題時，它的固有頻率就會改變，而產生一個異常的頻率，並形成異常的駐波。這種異常的駐波會使得某些點上的能量異常升高（即相應腧穴點上的電導異常升高），技術上可測到對應腧穴點上的電阻異常降低。於是，我們就要把毫針扎到這個電阻異常降低的腧穴點裡頭去。換句話說，毫針是扎進了這個異常駐波的某個波峰上（見圖8-13），最最有效地破壞了這個異常的駐波。這樣一來，不但有效地破壞了這個異常的、病態的駐

圖8-14 當毫針插入足三里之後，人體內的電場分布會隨著時間產生變化。

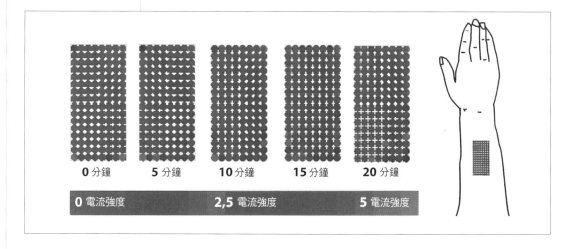

波，幫助有病的臟器恢復正常；而且還大大改變了體內電磁駐波的干涉圖紋，也就是大大改變了整個人體內的電場分布和能量分布。

所以當毫針扎到正確的關鍵位置時，並非簡單地刺激了某一神經，而是大大改變了干涉圖紋，導致全身電場分布和能量分布的大幅改變。圖8-14就是當毫針扎入足三里之後，在手上的外關區域觀察到的所謂「皮膚電阻」，即「電導」或「內電場分布」的變化。

圖8-14的一系列圖片，就是顯示扎針之後二十分鐘內，內電場分布的一步步變化。

在此我們還要注意到干涉圖紋變化速度之慢，這讓我們回想起「循經感傳」現象中的慢速度問題。眾所周知，電磁波傳播速度非常快，最快可到每秒鐘30萬公里。但循經感傳的速度卻每秒鐘不到10公分，而干涉圖紋從一個狀態變到另一個狀態則要花上幾十分鐘。我們要怎樣來理解這個奇怪的現象呢？

其實，正如我們在本書第二部第二章提到的，早在1959年中國的物理學家張秉武先生就指出了「波的群速度」現象，也就是說，在波導管內或諧振腔內，許許多多的波一起運動、相互干涉、相互重疊，產生了一些因重疊和干涉而形成的宏觀信號。這些宏觀信號的傳播速度比單個波要慢得多，而且波越多，這種宏觀信號的傳播速度就越慢。在人體內，電磁波的數目是上億，甚至多達幾十億、幾百億個，所以這種宏觀信號的傳播速度就變得非常之慢了。

註釋

1 以磁療概念發展起來的一種磁化杯，宣稱可將水杯中的水磁化，飲用可治病保健，在大陸曾經風行一時。

第三章：人體的無線通訊

當我們把實體的物質放得很大時，我們就會發現，原來這些所謂很實體的物質並不那樣實在，主要是由不停振動的、真空一樣的場組成的；而這就是我們的現實世界。

班多夫（Itzhak Bentov）
《走在狂盪的鐘擺上》（*Stalking the Wild Pebdulum*），1977

　　所有的生命系統，包括我們的身體，都是非常複雜的有機體。在有機體中，需要極為良好的通訊系統，才能維持這個複雜系統的穩定、和諧，並抵抗外界的干擾等等。

　　我們可以把有機體的通訊系統分成三大類：化學通訊系統、神經通訊系統和無線通訊系統。

化學通訊系統

　　有機體內的第一類通訊系統是生物學和醫學討論最多的，也就是透過化學物質的通訊，例如激素和受體的通訊、抗原和抗體的通訊、藥物受體的通訊等等，都是這一類。

　　這種以化學物質為基礎的通訊很像傳統意義上的郵政通訊，這類通訊與郵政通訊有些共同特點，例如通訊的載體都是很具體的東西，如激素、抗原、抗體、藥物……，就如信件、明信片、郵包一樣。同時，在這些通訊的載體上有明確的收件人位址，生理學上稱之為「受體」。

　　郵政通訊或許是人類各種通訊系統中最古老的一種。同樣的，以化學物質為基礎的通訊系統，也是科學家最早在生物體發現的通訊系統。

　　當然，這種郵政通訊所寫的地址不是用中文寫的，也不是用國際

上通用的英文或其他語文寫的。在這兒，科學家認為，發信人和收信人的關係就跟鎖和鑰匙一樣，也就是教科書上常用的「鎖和鑰匙模型」（見圖9-1）。

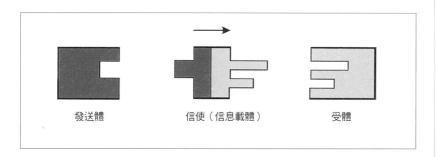

發送體　　　　　信使（信息載體）　　　　　受體

圖9-1 有機體內的「郵政通訊」：經典的化學物質通訊「鎖和鑰匙模型」。

根據鎖和鑰匙模型，某些發信人（如分泌激素的腺體，或產生抗體的淋巴細胞，或DNA分子等）含有某些特殊的資訊，並做為原始的範本。從這些原始的範本上，產生了一些資訊產品，如激素、抗體或信使核糖核酸（messenger RNA/mRNA）①等等。這些資訊產品又可稱為「信使」（messenger）。在這些信使上面，寫有收件人的地址。當然，這些地址不是用中文也不是用英文寫的，而是有點像鑰匙上的齒紋。有了鑰匙上的齒紋，就可以找到對應的鎖了。

這種鎖和鑰匙模型，不但適用於內分泌系統，也適用於免疫系統、蛋白質合成系統等等。也就是說，適用於所有以化學物質為媒介的通訊系統。

這種鎖和鑰匙模型是一種簡明易懂的純機械模型，主宰了每個醫學院學生的腦袋，也主宰了整個醫藥界。

神經通訊系統

自從美國人摩斯（Samuel Morse，1791-1872）發明了兩百多

圖9-2 人體內的有線電訊通訊系統：神經系統。

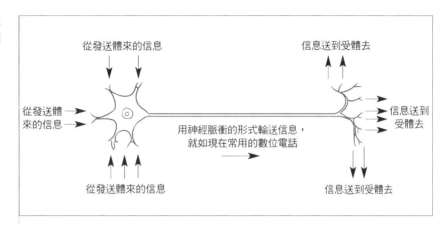

從發送體來的信息

信息送到受體去

從發送體來的信息

信息送到受體去

用神經脈衝的形式輸送信息，就如現在常用的數位電話

從發送體來的信息

信息送到受體去

年來國際通用的「摩斯電碼」以來，尤其是出生於蘇格蘭的美國人貝爾（Alexander Graham Bell，1847-1922）發明了電話以來，人類社會中出現了第二種通訊系統。這種通訊系統不需要信、明信片等實實在在的紙張做為資訊載體，而是用電纜線內肉眼看不見的電流做資訊載體；而且這種通訊速度更快、更方便。拿起電話就可跟另一城市的朋友愉快聊天，不用寫信，也不用苦苦地等待回信。

同樣的，科學家也在人體發現了第二種通訊系統，一種有線電訊通訊系統，並稱為「神經系統」（見圖9-2）。神經系統與電話一樣，資訊是在絕緣的電纜內傳送的，電纜的兩頭連著發話人與受話人，非常明確，不干擾別人，別人也不太好偷聽。

無線通訊系統

在義大利人馬可尼發明第一台無線電收發報機以來，人類社會的通訊又往前進了一大步。於是人類社會出現了第三類通訊系統，既不需要用第一類通訊系統中那樣的紙筆、信箋、信封等資訊載體，也不需要用高度絕緣的電纜。它的資訊載體就是電磁波，用古人的

話來說，就是幽靈或是幽靈波了。正如我們在本書第一部第三章所討論的，這種幽靈波是聽不見，也看不見的。

我們前面也已經討論過的，電磁場與幽靈並沒有實體的差別。唯一的差別只是古人還沒有寫出描寫幽靈的數學方程式，而物理學家的「馬克士威方程組」則可定量地描述電磁場和電磁波的運動。於是，我們就有了嚴格的技術標準來處理這種幽靈一樣的東西，從而讓這種幽靈為人類幹活。

電磁場和電磁波是看不見也聽不見的幽靈，但透過一些電子技術就可以讓它們變得看得見也聽得見。這種化幽靈為實體的神奇技術，就是我們天天看見的電視機、收音機、手機等等。

如今，這種以幽靈為資訊載體的通訊是越來越普及了。手機在1980年代還是大老闆和大經理的象徵，今天卻已成了中小學生的通訊玩具。所以在社會上，以幽靈為資訊載體的通訊是越來越不足為奇了。事實上，現代社會中，無線電通訊的工作量和重要性，已遠遠超過了郵政通訊和電纜通訊的總和。

然而，科學家對生物體內無線通訊的認識，卻不如對體內「郵政系統」型的化學通訊系統和「有線」型的神經通訊系統來得熟悉。甚至可以說，對這個廣闊的通訊領域所知甚少。如果說我們已經知道了些什麼，那也只不過是一個開頭，還有大量的研究工作等著我們做。

要瞭解有機體內的無線通訊系統，最重要的還不是技術問題，而是換腦袋的問題。當今每個中小學生都知道如何使用收音機、電視機及手機等等無線電通訊，但是當今的生物學家、生理學家和許多科學家卻死抱著古老的郵政通訊和有線通訊不放，並且還千方百計地企圖用郵政通訊和有線通訊來解釋電台、電視台和手機中轉台的

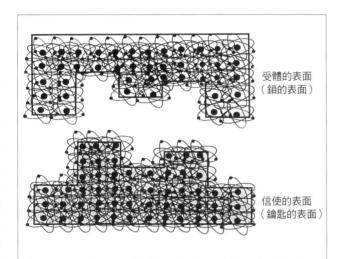

受體的表面
（鎖的表面）

信使的表面
（鑰匙的表面）

圖9-3 生物分子鑰匙
和生物分子鎖之間選
擇性的電磁相互作用

運作原理。

為了幫大家換換腦袋，我們可以回頭再看看生物學家所熟悉的有機體內的郵政通訊：經典的化學物質通訊「鎖和鑰匙模型」（見圖9-1）。眾所周知，鑰匙和鎖的關係是機械關係。鑰匙上的花紋，是透過機械力來推動鎖心內的小棍子和小彈簧，如果能把所有的小棍子都推到同一平面上，那麼鎖就可以打開。在這個識別機制中，一點電磁作用也沒有，是純機械的。然而，如果圖9-1中的「信使」及「收件者」都是生物大分子，那麼我們就完全不能用機械作用力來說明它們之間的識別機制了。

圖9-3是圖9-1的局部放大圖，以便讓我們仔細看看信使表面及收件者表面之間的關係。顯然它們之間的識別，完全不是機械作用力，而是電磁作用力。

換句話說，這個機械式的「鑰匙和鎖模型」（見圖9-1），已在無意中誤導了許多人的思維，也誤導了許多生物學家和醫學界人士的研究方向，從而阻礙了科學家對有機體內無線通訊系統的正確認識和研究。

事實上，對生物體之間無線通訊的研究開始得相當早。這方面的最早研究可以上溯到俄羅斯生物學家——莫斯科大學教授古威奇（Alexander Gawrilowitsch Gurwitsch，1874-1954），他在1922年就做了有名的「洋蔥頭通訊實驗」（見圖9-4）。

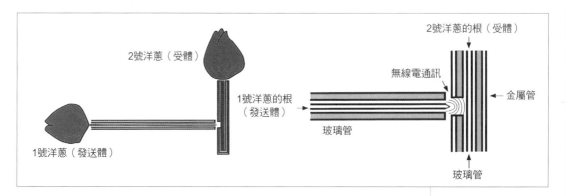

2號洋蔥的根（受體）

2號洋蔥（受體）

無線電通訊

1號洋蔥的根
（發送體）

金屬管

玻璃管

1號洋蔥（發送體）

玻璃管

在這個實驗中，每個洋蔥頭只保留一條根，並把這條根放入一個
細細的玻璃管中（見圖9-4左圖）。1號洋蔥頭是「發信人」，而2號洋蔥
頭是「收信人」（見圖9-4右圖）。套在2號洋蔥頭根外的玻璃管外面還
有一個金屬套管，以避免外來電磁波的干擾。在玻璃套管和金屬套
管上都挖有一個小孔，而這小孔則正對著1號洋蔥頭的根尖。

像洋蔥等植物的根部，只有根尖細胞才能進行有絲分裂，而根的
後面部分都已停止了有絲分裂。然而古威奇發現，在這個實驗中，
2號洋蔥頭根部中段對著小孔的那一部分細胞又重新恢復了有絲分
裂。這說明，2號洋蔥頭根部中段小孔處收到了從1號洋蔥頭根尖
發出來的某種訊息。

古威奇還發現，這種未知的訊息可以被普通玻璃屏蔽，但水晶玻
璃卻擋不下來。這說明了這種未知的訊息可能是在紫外波段。

當然，這個實驗只證明生物體無線通訊存在的第一步。要瞭解這
種通訊所用的電磁波頻段以及信號的編碼方式，還需要大量地進一
步實驗和研究。

可惜，由於兩次世界大戰，這個非常有意義的研究工作沒能深入
進行下去。更可惜的是，二戰以後整個生物學發展的方向又轉到了

圖9-4 生物體無線通
訊的實驗：透過1號
和2號兩個洋蔥之間
的無線通訊，讓2號
洋蔥的根部又恢復了
有絲分裂。

164

分子生物學上去了。也就是說，在二戰以後的五、六十年中，生物學的注意力全部放在生物體的「郵政通訊」上頭，而把生物體的「無線通訊」忘得一乾二淨。

到了二十世紀末，分子生物學已經發展到了頂峰。雖然還有許多平行的、瑣細的、普通的工作要做，但是要出現像當年克里克、華生發現DNA雙螺旋結構那樣大的工作是不會再有了。

另一方面，越來越多富有才氣的醫生也感受到了「分子醫學」（molecule medicine）的侷限性。於是他們把越來越多的精力花在「能量醫學」上面，發明及引進了許多新的物理治療方法，如雷射針灸、彩光針灸、微波針灸、脈衝針灸等等；也就是不採用化學藥物，而是把不同波長的電磁波引入人體，從而調整機體的平衡。

當然，也有許多生物學家發現到無法用分子來解釋生物學的所有現象；也就是說，他們看到了生物學中只用粒子來解釋的侷限性。於是，有些生物學家就提出了「形態建成場」和「生物場」等關於「場」的概念。

記得在1960年代，大批化學家進入了生物學的領域，大大豐富和發展了生物學，從化學角度和從粒子角度深化了對生命過程的認識。現在又有大批物理學家開始進入生物學，這必然會從「場」的角度豐富和深化對生命過程的認識。

當然物理學家並不喜歡輕易引入新的場，比如形態建成場和生物場。從物理學理論的角度，總應該努力把基本概念減少到最少，從而使整個知識更系統化。從物理學的角度來看，所謂形態建成場和生物場等等只是一些已知的相互作用（如化學相互作用、熱相互作用及電磁相互作用）的混合作用。所以如果我們想認真研究生物的場，就應該從基本的作用關係一個一個地進行研究。

根據物理學的現有知識，我們可以把生物體內的相互作用分成以下四大類：機械相互作用、熱相互作用、化學相互作用和電磁相互作用。

在這四大類相互作用中，「電磁相互作用」會在生物體的能量方面扮演最重要的角色。可惜，在過去的五、六十年中，生物學家把注意力全放在化學相互作用上面，完全忽視了電磁相互作用的研究。

當然，研究有機體中的化學相互作用還是非常重要，而且是深入有機內部的第一步。在過去的五、六十年中，這一步還是走得相當成功的。但是我們不要忘記這只是第一步，更不要忘記還要繼續走下去。現在，是應該考慮下一步要怎麼走了。

為了更清楚地看出下一步應該怎麼走，讓我們一起把人的身體分別拆成「化學身體」和「電磁場身體」這兩部分。

化學身體與電磁場身體

化學身體

事實上，醫生和生物學家對化學身體這個部分已經非常熟悉了，它是由實實在在的骨頭、肌肉和一些器官組成的；而這些骨頭、肌肉和器官又是由一些實實在在的管道（如血管、淋巴管、神經纖維）等連成一體。所有這些骨頭、肌肉、器官、血管、淋巴管、神經纖維等又全部是由細胞組成的，而細胞又是由蛋白質、DNA、RNA、酶、輔酶以及許多小分子和離子組成的。當然，所有的蛋白質、DNA、RNA、酶、輔酶等等全都是分子，全都由更小的原子所組成；而這些原子又像是一些大小及顏色不同的剛體小球（見本書第一部第二章圖2-1，見36頁）。整個現代醫學就是奠基在對人體這樣

清楚細緻又極為實在的認識基礎之上。

　　但是在本書中我們想強調的是，除了這個實實在在的化學身體之外，至少還有另一層身體，我們稱為「電磁場身體」。在生命過程中，電磁場身體與化學身體扮演著同樣重要的角色，也許是更重要的角色。然而，它卻是科學中的一個巨大的未知領域，所以勢必將成為今後醫學和生物學研究中最引人注目，以及最有希望能獲得新發現的領域。

電磁場身體

　　電磁場身體要比化學身體複雜得多，而且是高度動態。正如在本書序曲所描述的那樣，如果我們能看到這個電磁場身體，那麼所看到的人體將會與醫學院解剖室中看到的化學身體完全不一樣。

　　我們會看到在人體的中軸線上，出現了七個不同顏色的明亮「脈輪」；在肩膀、在膝蓋、在手肘及在指尖等等地方，還可以看到許多更小的光輪。按中醫古書所記載的經絡圖，還可以看到許多明亮的線條。這些線條可以看成是一個網路或輪廓線，但也是一張連續彩圖的一部分。在這張連續的彩圖中，不但可以找到十四條人體的主要經絡和幾百個主要針灸穴位，還可以找到無數的所謂「微經絡」（micro-meridians）和「微穴位」（micro-acupoints），如耳針穴位、掌針穴位等等。

　　我們還會看到，人體的周圍環繞美麗的「佛光」。這種輝光是紅外線、微波、紫外線和可見光的混合物。事實上，從現代技術的角度來看，已經是相當容易探測的了，並已成為常規現代研究的一部分。

　　電磁場身體不但是高度複雜，而且是高度動態。上面所說的大大小小的光輪雖然有相對穩定的位置，但還是有一定程度的可變性。

在病理和異常的身心狀態下，這些光輪的亮度、顏色、大小和形狀都會改變。

上面所說的各種彩色線條的可變性就更高了。在病理和異常的身心狀態下，這些彩色線條可能大幅移動位置，也會大幅改變顏色和亮度等。

化學身體中的臟器和管道一般都有很清楚的邊界線，但電磁場身體中的光輪和彩色線條並沒有清楚的邊界。它們的邊界是模糊的，往往給人一種虛無縹緲、似真似幻的感覺。但是它們的存在，卻又可以用現代物理儀器定量地測出來。

如果我們把這個電磁場身體看得很仔細，還會看到電磁場身體的亮度、顏色、大小和形狀都在不停閃動和變化。尤其當人心潮起伏時，這種變化更如風暴中的大海一樣波濤洶湧。

如果我們把這個電磁場身體看得更仔細，把空間和時間的尺度都放得很大，還會看到許多不同速度的通訊系統，在細胞內、在細胞之間、在人的個體之間運行。最快的可用光速運行，而速度慢的，也會以圖形變換的波群速度運行。

與研究化學身體不一樣，在研究電磁場身體時，我們會遇到一些非常奇怪，而且往往難以想像與難以克服的問題。

首先，這個電磁場身體是肉眼看不見的，就如房間裡的無線電波一樣，儘管我們知道房間裡充滿了成千上萬、各種各樣的電磁波，也正因為它們的存在，所以手機、收音機、電視機才能運作。可是當我們把手機、收音機、電視機都關掉時，馬上就會忘掉電磁波的存在。所以，在感情上就不容易接受和想像這個電磁場身體。

同時在技術上，因為不能用肉眼、顯微鏡、化學分析等傳統的生物學研究方法來研究電磁場身體，所以只能透過複雜的物理測量技

術，細心地分析實驗資料，從而間接認識人體內這個極為重要的一部分。顯然，這對於習慣於粒子性思維的生物學家和醫藥專家來說，是相當痛苦的挑戰，同時也是一個學習和轉變的開始。

從某種意義上來說，生物學家和醫藥專家目前所面對的痛苦挑戰，與十九世紀物理學家曾經遇到過的差不多。在十九世紀，人們很難想像在明亮的房間裡，居然會有如幽靈般的電磁波存在，而且還無所不在。對這種「幽靈波」的認識，的確是一個長期而又痛苦的過程。

對這種幽靈波的認識，要追溯到十九世紀初最勤勞的英國實驗物理學家法拉第。他極為認真仔細地定性定量研究了電與磁之間的相互關係，積累了大量的實驗資料。然後另一位極有才氣的蘇格蘭理論物理學家馬克士威，以法拉第等人的實驗資料為基礎，寫出了重要的「馬克士威方程組」，來描寫這種看不見又摸不著、像幽靈一般的電磁作用力以及它的運動規律。根據馬克士威方程組，這個極有才氣的蘇格蘭人預言了「電磁波」的存在。

可以想像，要當時的人相信這種幽靈波的存在是不容易的。所幸的是，義大利發明家馬可尼相信了這種幽靈波的存在，並以它為媒介，發明了世界上第一台無線電收發報機。

如今，日用的收音機、電視機、手機等都是靠這種幽靈波作媒介的。但是，當這些機器沒在運作時，我們還是不能直觀地感受到這種幽靈波的存在。

研究電磁場身體的第二個困難處，就是它的高度動態性。雖然我們的化學身體也是不停在動：心不停地跳，血液不停地循環，肺也是不停地動……，但是活人和死人的化學身體差別好像還是不大。所以解剖死人，也就覺得與活人差不多了，動與不動並沒有本質上

的差別。

　　然而，電磁場身體就不一樣了。如前幾章所說，電磁場身體是一種耗散結構，也就是如火焰、噴泉、瀑布、龍捲風一樣，是高度動態的結構。對於這種高度動態的結構，測量精度越高，就會發現它越不穩定。就如前面所提到的，用福爾電針儀可以在穴位上測到相當穩定的資料，但是用高精密儀器測量時，資料就變得很不穩定了。使用日內瓦歐洲高能加速中心的最精密儀器測量時，資料更是瞬息萬變（見本書第二部第三章的圖6-3至圖6-8，見116～122頁）。

　　耗散結構的這種不穩定性，還不只受到測量精度的影響，更受到能量供應狀態及內外各種干擾的影響。拿電磁場身體這種耗散結構來說，就非常容易受到各種生理、心理變化的影響。更直接地說，當病人處於非常特殊的病理、生理或心理狀態下，經穴可能大幅改變位置（見本書第二部第二章的圖5-2和圖5-3，見98～99頁），這說明體內的能量和電場分布出現了大幅變化。也就是說，電磁場身體的形狀也可以大幅度地變化。

　　研究電磁場身體的第三大難題，就是電磁場身體的「不可分割性」。在研究化學身體時，研究人員可以把各個器官分解開來，分別保存。例如在解剖學實驗室中，人體的肝和胃就可以安穩地存放在不同的標本瓶中。

　　但是在研究電磁場身體時，我們不可能把與「足厥陰肝經」有關的電磁場放在一只標本瓶中，而把與「足陽明胃經」有關的電磁場放在另一只標本瓶中，因為這兩條不同的經絡是完全不可分割的，是一個整體電磁駐波干涉圖的兩部分，無論哪一部分破壞了，整張干涉圖都會大大改變。同樣的道理，人體所有的十四條經絡也都是不可分割的。

電磁場身體不但完全不可分割，而且往往連碰都碰不得。在研究化學身體時，我們可以用解剖刀把化學身體切開來，在骨頭上打洞，擰上螺絲，裝上金屬夾板，再用針線把這具化學身體縫好，並且還相信在這個過程中，化學身體沒有什麼大變化。然而，電磁場身體卻完全不能這樣做。不要說是可怕的解剖刀，就是細細的金屬毫針，一旦刺入身體的某些特殊位置（如穴位），就會把整個人體內的電場分布都改變了，亦即整個電磁場身體的形狀和所有的細部結構，都被這根細細的金屬毫針徹底改變了。

所以在研究電磁場身體時，不但不能使用解剖刀、不能用切片機，更不能用細胞均質機和超速離心機一類的生物學常規研究儀器；甚至不能運用這種破壞性的「化約論」思維方法。因為電磁場身體是絕對不可分割的一個整體。

從物理學的角度來看，電磁場身體的不可分割性還源自所謂的「遍歷現象」（ergodic phenomenon）。因為電磁波運動的速度非常快，所以幾乎在一瞬間，電磁波就可跑遍全身的每個角落。於是這個電磁波就經歷了全身的各種狀態，帶上全身每一部分的資訊。所以，所謂的「全息現象」就是電磁場身體中的必然現象；而全息的觀點，是與傳統科學研究中的「孤立、隔離、化約、封閉系統」等完全不同的思維方式。這就更需要研究人員的思維方式，有個根本性的轉變。

電磁場身體與整體醫學

不過，我們還是有可能找出一些實際的方法，來解決這些非常特殊又棘手的問題。

首先是發展一些無損傷的探測技術，尤其是對身體電場沒有干擾

的被動探測技術，如高靈敏度的紅外線探測技術、微波探測技術、可見光和紫外線探測技術等等。所幸的是，在過去幾十年中，許多這類技術已經發展了起來，雖然最初是用於軍事衛星，但這些技術完全可以為生物學和醫學的研究服務。

在此同時，理論系統的建立也極為重要。沒有理論的指導，大量的測量資料就會把人們引入一團迷霧之中。其實，科學家的最重要工作，就是在非常複雜、甚至雜亂無章的資料中找出規律性的東西來，並把這種規律用於造福人類。所以，沒有理論，也就沒有辦法充分地運用實驗手段。所幸的是，在過去的二、三十年中，已經發展出了許多從整體論和非線性角度來處理實驗資料的方法，例如「分歧理論」（bifurcation theory）、「混沌理論」（chaos theory）、「突變理論」（catastrophe theory）、「碎形理論」、「相干化理論」（coherence theory）等等，從數學和物理學的不同領域中出現，既代表了一種新的思潮，也提供了許多新的理論分析工具。

然而，最最重要的還是改變思維方式，也就是要生物學家和醫學研究人員從「化約論」的思維變到「整體論」的思維，從「粒子圖像」的思維變到「波動圖像」的思維。換腦袋是世界上最困難的事，但往往也是最重要的事，而且並非是不可能的事。

所幸的是，生物學家和醫學研究人員今日所面對的換腦袋工作，有如一百年前物理學家從「經典力學」到「電動力學」與「量子力學」的轉變。那時，物理學也正從看得見、摸得著的物質世界，進入了看不見、摸不著的電磁場世界。同時，又從看得見、摸得著的宏觀世界，進入了看不見、摸不著的微觀世界。那時候的物理學家就像盲人世界研究彩虹的科學家一樣，面臨無數的苦惱；然而，他

們成功地走了出來，這些成功的歷史經驗是非常有益且值得借鑑的。當然，如果能有越來越多有經驗的物理學家加入生物學和醫學的研究行列，將會提供許多重要的經驗，尤其是瞭解並能深刻理解這一段物理學歷史的物理學家。

從電磁場身體的角度來看，要理解中醫、針灸、印度醫學、順勢療法等許多整體性醫學，就比較容易多了。或者說，許多從化學身體的角度無法解釋的現象，可以從電磁場身體的角度來找到解釋。

例如針灸中的全息現象，尤其是微經穴以及病理情況下全身相應各級穴位的同步變化，是無法從化學身體的角度來解釋的；但從電磁駐波干涉圖的角度來看，卻是必然現象了。感傳線路的可變性也是無法從化學身體的角度來解釋，但從電磁駐波干涉圖的角度來看，卻是理所當然。感傳的慢速度也是難以從神經的角度來解釋，但從波的群速度來看就很好理解了。

起源於德國的順勢療法，也是無法從化學身體的角度來理解。順勢療法的藥是以十倍十倍地方式進行稀釋，經過幾十次這樣的稀釋，事實上溶液中已經幾乎沒有這種藥物的分子了。但是這種溶液卻能發揮作用，真是令人難以置信。

從電磁場身體的角度來看，順勢療法就容易理解多了。因為從電磁波的角度來看，藥物的資訊完全可以透過共振效應來工作。任何藥物都是一個複雜的分子原子結構，而分子和原子又總是不停地振動，發射出許多不同波長的電磁波。溫度在攝氏70度以下，這種電磁波資訊可以儲存在水中。這種藥物的電磁波資訊，又可與電磁場身體的電磁波資訊相互作用，把人體內的錯誤資訊帶走；而電磁共振的基本要求之一，就是雙方振子（oscillators）的相似性。這就是順勢療法中神祕的「相似性法則」（principle of similarity），

也就是當藥物濃度高時，要能引起與病症相似的藥物反應。另一方面，電磁共振使能量從振幅大的振子向振幅小的振子轉移，這就是順勢療法理論中另一個神祕的「藥力強度法則」（potency rule）：藥物濃度越低，藥力強度越高。

古老的印度醫學中有個重要的概念，就是「脈輪」。根據印度醫學理論，在人體的中軸線上有七個主要的光輪，大小、色彩和形狀都受到人體生理和心理狀態的影響。附帶說一下，在這七個主要的光輪中，有三個被中國人稱為「上丹田」、「中丹田」和「下丹田」。不過在印度醫學中，除了這七個主要的光輪之外，在肩部、肘部、膝部、指尖等還有許多微小的光輪。用解剖方法，看不到這種光輪或丹田。但是從電磁場身體的角度來看，這卻是理所當然，因為這些區域就是大大小小的電磁波聚焦中心。想到這兒，我們也真不得不讚嘆古人的智慧。

在傳統的中醫理論中，所有疾病的根源只有兩個：一是七情六欲，二是內外不和。以傳統的西醫眼光來看，這是很奇怪的理論。因為在傳統西醫的觀念中，「人是機器」，所以七情六欲是不重要的。但是在過去的二、三十年間，西醫中也出現了「心身醫學」（psychosomatic medicine）這個新分支，認為有一千多種疾病，包括腫瘤、高血壓、糖尿病等，都是「七情六欲」的不良積累而形成的。於是，心理學與醫學的關係就更緊密了。

長期以來，許多心理學家一直在努力尋找心理現象的生物學基礎。可是過去半個世紀中，生物學本身還侷限在化學身體和粒子圖像之中，於是心理學家也只能在化學物質和粒子的層面上努力尋找心理學的基礎，例如激素的分泌、神經元的活動等等，以便為一些心理現象找到生理學解釋及客觀的指標和測量手段。

現在，生物學開始從對化學身體的認識深化到對電磁場身體的認識。於是，這又為心理學的研究提供了更新的思路、更全面的客觀指標，以及更靈敏的測量手段。

不過，我們還是應該老實說，從化學身體到電磁場身體的認識，只是對真正認識心理學提供了更好的手段，使認識深化了，而不是終極的認識基礎。在這兒，我們有必要回顧一下印度哲學中的七層身體②的思想。從這個哲學觀來看，現代生物學所研究的化學身體只是人體七層身體中的第一層；而本書所討論的電磁場身體，則可能只是人體七層身體中的第二層。所以在電磁場身體之後，科學家也會逐步認識到第三層、第四層……第七層的身體。只有到那個時候，也許我們才能真正認識到生物學的真諦、生命的所在，以及心理學的真諦、靈魂的所在。

雖然，我們目前離生物學家和心理學家的真正目標還很遙遠，但是只要我們真正本著科學精神努力尋找真理，腳踏實地一步又一步、一代又一代地尋找，就一定會找到。

註釋

1 此種核糖核酸，能將細胞核中DNA的遺傳信息傳遞給細胞質中的核糖體，又稱傳訊核糖核酸或訊息核糖核酸。

2 七層身體一層比一層密度低，一層比一層難見到，其中內部四層分別是：第一層氣體層、第二層天體層或情緒層、第三層心理層、第四層是因果層或直覺層。

第四部

生物學的場和波

第一章：共振的威力

近年來，由於經驗的擴展，越來越使我們認識到過去那種簡單化、機械化思維的侷限性。結果使我們對過去觀察的解釋，亦即認識的基礎，產生了懷疑。

波耳（Niels Bohr，1885-1962）

在物理學中，共振早已不是新鮮東西；但在生物學和醫學中，共振卻還是一個很新鮮的話題。在粒子圖像和化學身體統治了上百年的傳統西醫界及藥物工業中，共振是絲毫不起作用的角色，這也就是為何生物學家和醫生對共振這個名詞如此陌生，更說不上理解共振的神奇魅力了。

然而，從波動圖像和電磁場身體的角度來看，共振現象在許多生命過程中卻有舉足輕重，甚至是決定性的地位。所以，假如生物學家和醫生能更瞭解共振，就會對有機體中許多迷人的現象有更深入的認識。

對共振現象觀察和研究得最多的，或許還是聲學和音樂界。所以我們可以從聲學入手來學習和瞭解共振現象和共振原理，因為這些現象和原理也都適用於電磁波。

能量的積累與傳遞

共振的神奇功能之一，就是可以把非常小、微不足道的能量一點一點地積累起來，積少成多，辦成了我們所想不到的大事。這就是共振的一大祕密武器。

不過，這個武器可不是什麼保密武器，因為每個小孩子都會用，你我小時候也曾經玩過，那就是「鞦韆」。要一次就讓鞦韆擺盪到

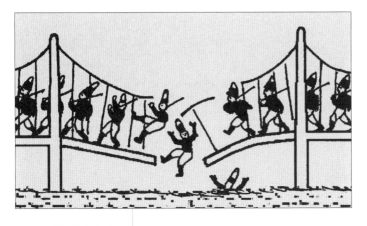

圖10-1 共振效應有時會導致可怕的災難。當拿破崙入侵西班牙時，一支法國軍隊行經豐坦卡橋，因為齊步走的步伐頻率剛好等於或接近大橋的固有頻率，大橋共振的振幅過大而被震斷，淹死了不少人。

最高點，需要很大的能量，然而小孩子透過經驗學會，只要每次加一點力，就可以讓鞦韆越盪越高，最後達到最高點。當然這個加力的時間點很重要，那就是要順著擺動的方向加力，不能搞錯，這就是祕密武器。用物理學家的話來說，就是外力的頻率要與鞦韆的「固有頻率」相同，並且「相位」（phase）正確。

有時，我們把這種積累能量的方法稱為「共振效應」。你不要認為共振效應只用在鞦韆這種小玩意上，有時不小心還會出大問題，出現「共振災難」。比如說軍隊過橋嚴禁齊步走，否則就可能出現拿破崙軍隊當年所遭遇的災難（見圖10-1）。

共振災難也常常會給航空航太工業帶來災難性的後果。例如1970年代，英國的彗星型大型民航機曾因共振而墜毀；1980年代美國的太空梭計畫差點因共振而夭折。現在我們要考慮的是，如果共振災難不幸也出現在人體內，那又會怎樣？

共振的另一個功能，就是可以把能量從一個物體傳遞到另一個物體。這種能量傳遞方法也可以是一點一點非常祕密地進行。更重要的是，這種能量傳遞方法可以上千公里地遙遠傳遞，不需要管道，也不需要電纜，甚至可以在真空中傳遞能量。

圖10-2中的聲學模型，可以幫我們瞭解如何透過「共振」來傳遞能量的機理。在圖10-2中有兩個音叉，這兩個音叉的頻率完全一樣。不過一開始時，一個音叉在振動，而另一個不動。例如一開始

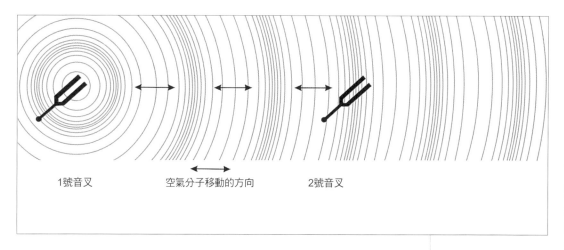

1號音叉　　　　空氣分子移動的方向　　　　2號音叉

時，1號音叉在振動，而2號音叉不動，但是在「聽」。

　　這時，1號音叉的能量不斷損耗，因為在它振動的過程中要不斷地來回推動空氣。然而，那個在靜靜聽聲音的2號音叉卻一點一點地開始動了起來，因為這時空氣振動的頻率與2號音叉的「固有頻率」完全相同，而且「相位」也正確匹配。所以2號音叉就像鞦韆一樣越擺越高，大大地振動起來。有趣的是，當2號音叉振動到最大幅度時，1號音叉就完全停下來了；或者說，1號音叉的能量全部傳送給2號音叉了。事實上，這也就是德國古典醫學「順勢療法」藥物的運作機理。

電磁波共振

　　前面我們討論共振時，用的是聲波和機械波的例子，而所有原則也同樣適用於電磁波，所以電磁波也能透過共振來積累能量和傳遞能量。當然，電磁波也有一些特殊的地方，而這些特點使得電磁波更為豐富多彩。

圖10-2 共振效應：能量從1號音叉一點一點地傳給2號音叉。這正是順勢療法的運作機理，讓經過稀釋的藥物以低能量形式存在，與疾病能量的波動取得共振，來達到驅逐疾病的效果。

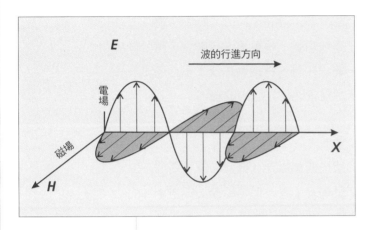

圖10-3 電磁波的運動
方向和振動方向

電磁波的振動方向

　　聲波的傳播媒介是空氣，空氣分子的運動方向是前後來回移動，與波的傳播方向互相平行（見圖10-2），稱為「縱波」（longitudinal wave）。而電磁波的運動方向卻與波的傳播方向垂直（見圖10-3），稱為「橫波」（transverse wave）。

　　對於橫波來說，除了運動方向之外，還有一個振動方向。同樣方向運動的電磁波還可以有不同的振動方向，稱為「偏振面」（plane of polarization）不同。在許多有機溶液中，電磁波的偏振面會轉動。這樣一來，就使得由電磁駐波組成的電磁場身體更為豐富多彩。也就是說，人體內那「看不見的彩虹」比雨後看見的彩虹不知道要豐富多少。

電磁波傳播速度

　　電磁波的另一大特色是傳播速度極快，可達每秒鐘30萬公里；而聲波在空氣中的傳播速度只有每秒340公尺，在金屬中的傳播速度也只有1500公尺。

　　我們可以這樣來想像電磁波的速度。例如，當你坐在劇場的第一排正中心時，會自認為你是第一個聽到歌唱家的歌聲。但你錯了，第一個聽到歌聲的很可能是坐在千里之外、緊靠著收音機的那一個人。因為，歌唱家手上的麥克風要比你近得多。雖然到了麥克風裡

的聲音還要轉換成電磁波，進行調變（modulation）、放大、發送，然後千里之外的收音機收到了這些信號，也要再進行解調，再轉換成聲波。但即便是進行了這一連串複雜的轉換過程及千里之遙的傳遞，但緊靠收音機的那位聽眾還是會比你先聽到歌聲。

以真空為媒介

或許，電磁波與聲波最大的不同還是傳遞媒介。聲波的傳遞需要很實在的傳遞媒介，如空氣分子或金屬分子等。但電磁波卻似乎不需要傳遞媒介，因為電磁波可以在真空中自由地傳播。

或許可以這樣說，真空就是電磁波的傳遞媒介。然而，真空意味著什麼也沒有，那麼用真空做傳遞媒介的意思就是：用「什麼也沒有」來做傳遞媒介。這一點不但普通人難以接受，就是物理學家也感到不舒坦。在十九世紀末，有許多物理學家曾熱中於尋找電磁波的傳遞媒介，並以「以太」（ether）為假想的傳遞媒介。他們對「以太」的性質、運動速度、彈性係數（coefficient of elasticity）等都進行了詳細且認真的研究。然而，對以太的研究結果相當糟糕，不要說以太的性質和結構，就連以太的運動速度也測不出來。

不過，世界上的事情常常是「有心栽花花不成，無心插柳柳成蔭」。從這一連串的失敗中，科學家得出一個重要結論：在真空中，光速是恆定的，不管以太以什麼速度運動。而從這個結論中，愛因斯坦推出了著名的「相對論」。所以，事實上，相對論只是研究電磁波傳播媒介的副產品。

現在相對論已經一百歲了，但是電磁波的傳播媒介或所謂的「以太」是否存在，還是一個未知數。只不過連物理學家常常也忘了，相對論只不過是尋找以太的副產品。現在這個副產品已被人們廣泛

接受，但其主產品卻被人們忘了。

但是有越來越多的現代物理學家認為，所謂的以太，也許就是真空。也就是說，電磁波的傳播媒介，就是什麼也沒有的真空。真空不但是電磁波的傳播媒介，而且也是世界的本源。所謂電磁波，只不過是真空的漲落，就如水面的漣漪，只是真空中的一種波動。而所謂的粒子，只不過是電磁波的波包。所以不論是電磁波或粒子，都源自於虛無。於是，物理學家最後也不得不考慮佛家的基本論點：「色不異空，空不異色」。

然而，當美國高能物理學家開普拉寫出了題為《物理學之道：現代物理學和東方神祕主義之間的平行關係》一書，並指出：現代物理學的發展，最終得到與佛家「色不異空，空不異色」一樣的結論時，許多物理學家還是大為惱火。

事實上，真空是世界本源的思想，並不只限於佛家等東方哲學思想之中。於西元初成書的《新約聖經》中，也清清楚楚地寫明：「所看見的，並不是從顯然之物造出來的。」（《希伯來書》11：3）；「所見的是暫時的，所不見的是永遠的。」（《哥林多後書》4：18）。也就是說，世界的本源是不可見的。只不過西方人自己忘記了用了上千年的《聖經》，反而再到東方來尋找靈感。

有趣的是，許多重大的科學發現往往都相當缺少新意，或者說早就被古人預感到了。例如曾時髦過好一陣子的「大爆炸理論」（big bang theory），也可以在古印度的哲學中找到相當平行的哲學思想。在古印度的哲學中，認為世界源自於聲音。顯然這個聲音不是簡單的聲波，而是真空的波動。

更有趣的是，如果西方物理學家能再回去認真讀讀《舊約聖經》中的《創世記》，會更驚訝地發現：「光」，也就是電磁波的起源，

要早於太陽、地球、月亮等星體。換句話說，電磁波的世界要比粒子的世界出現得更早、更為本源，這又與現代物理學的結論相同。

當然，世界的起源不是本書討論的主題，只不過想說明的是：長期以來，生物學和現代醫學太注重粒子的一面，而忘記了世界上更為本源的那一部分，即波的世界。尤其當我們回顧中醫和其他醫學哲學中「天人相應」的思想時，就會不禁感嘆，古人有多麼睿智。反之，許多所謂的現代科學家，倒是被一知半解的知識擋住了認識真理的眼睛。

透過波及共振來傳遞資訊

如今，「資訊」這個名詞變得十分時髦，許多人甚至把我們這個時代稱為資訊時代，而資訊科技可能成為二十一世紀的領頭技術。

然而，說來真是不好意思。在這個人人談論資訊的所謂資訊時代中，我們卻不知道到底資訊是個什麼東西。

到目前為止，資訊的定義還是源自於在貝爾電話實驗室工作的美國數學家向農（Claude Elwood Shannon，1916-2001）。他把資訊定義為「驚訝的程度」，並寫出了第一個資訊的數學公式。這個公式至今還在使用。

另一位美國數學家、控制論創始人維納（Norbert Wiener，1894-1964），也找到了相似的數學公式，同時他還努力地想找出什麼是資訊這個本源性的問題。他說：「資訊不是物質，但也不是能量，資訊就是資訊。」

顯然，這兩個定義都沒有說出資訊的本源。但是我們可以知道，資訊是比能量更難以捉摸的怪東西；也就是說，資訊是比幽靈更幽靈的東西。

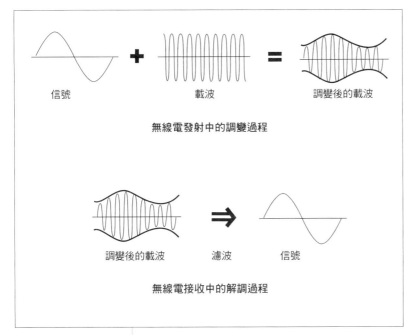

當然，在實務上完全可以避開資訊本源這種太艱深的問題，只要簡單地把資訊看成是寫在紙上的某種信號。當然，紙和墨水只不過是資訊載體，並不是資訊本身。

從通訊技術的角度來看，電子學工程師把從電台發出去的基本頻率稱為「載波」（carrier wave），然

圖10-4 無線電通訊技術的調變及解調過程
調變是將信號轉換成一種適合於通道的波形（即調變波），以便傳輸出去（圖上半部）；而接收到的調變波必須再經解調過程，濾掉載波，還原成本來的信號（圖下半部）。

後再用信號將載波進行「調變」，使之成為帶信號的「調變波」（modulated carrier wave）（見圖10-4的上半部）。

然後，家家戶戶的收音機都可收到這個「調變波」。在每家的收音機中，「調變波」中的「載波」被過濾掉，只留下信號的那一部分。這個過程稱為「解調」（demodulation）或「濾波」（filtering）（見圖10-4下半部）。

事實上，每一個會講話的人，都在不自覺地使用調變及解調的技術。嗓子裡出來的基本聲音，就是基本的載波；而調變的手段是舌頭、牙齒和嘴唇。同樣的，聽的人則像收音機一樣，最後並不需要這種載波而會自動過濾掉，只留下由舌頭、牙齒和嘴唇所調變出來的信號，從而完成了解調過程。

　　然而，調變和解調並不是用波來傳遞資訊的唯一方法。遠在發明調變和解調技術之前，電報通訊中常用的是摩斯電碼。摩斯電碼並不調變載波，而是使用「全」或「無」的編碼方式。有趣的是，現在最先進的數位式通訊又重新回到了全或無的編碼方式。事實上，全或無也是生物通訊的一種重要方式，例如神經脈衝就是全或無的編碼方式。

透過共振來選擇資訊

　　在郵政通訊中，收信人的地址要寫在信封上。相似的情形，在生物體內的化學通訊中，收信者的地址則是寫在分子上，例如抗體分子的側枝上、激素的有效基團上等等，這樣就可以找到收信者了。

　　在有線通訊中，發信人與收信人是用電纜連接的。相似的情形，在生物體內的神經通訊中，發信者與收信者則是用神經纖維連接起

圖10-5 發射台（左）與收音機（右）有完全一樣的振盪線路（下面二圖）。

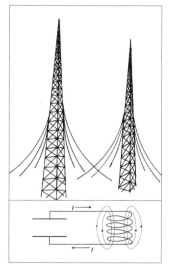

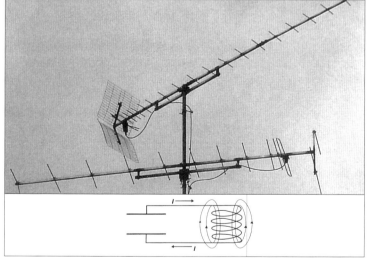

來的，不會出錯。

那麼在無線通訊中，發信者與收信者又是怎樣彼此識別的呢？它們靠的是「固有頻率」的同一性。例如在圖10-2（見180頁）中，1號音叉和2號音叉可以相互通訊的基本條件，就是兩個音叉有完全相同的固有頻率。

在日用的無線電通訊中（見圖10-5），如果要想收到某一特定電台的信號，就要把收音機內的振盪線路（見圖10-5右圖）的固有頻率，調到與電台振盪線路（見圖10-5左圖）的固有頻率完全一致。這樣，就與兩個音叉一樣，可以產生共振了。我們的收音機也就可透過共振效應，收到電台所發出的電磁波的能量和資訊了。

多元共振

現代社會的人似乎已經很熟悉無線電通訊了，而行動電話再也不是大老闆的特權象徵，反而成了中小學生的玩具。至於一般的民眾也透過人造衛星，用電話與海外的親友長談，這是當年連皇上也不敢想像的特權。

當今電子學的成果堪稱輝煌，但我們還是不得不指出，當今的電子學只是用了共振原理中的很小一部分而已。簡單來說，至今所用的無線電通訊，還只限於單頻率通訊。至於多頻率通訊的無線電通訊，根本還沒開始。

「多頻無線電通訊」要求發信人能同時發出許多不同頻率的電磁波，而收信人也應該同樣有能力把所有這些不同波長、不同頻率的電磁波信號都收下來，並進行暫態綜合加工。

多頻通訊有些什麼好處呢？這不單單是幾台或幾十台收音機同時工作的問題，而是發信人和收信人之間有更高的相互認別能力和特

異性。更重要的是，可以在更遠的距離中發送更微弱的信號。

思維通訊的可能性

思維通訊是一個爭議很大的題目。二次世界大戰期間，尤其是當德國軍隊在俄羅斯苦苦征戰時，許多德國媽媽早在接到兒子的陣亡通知之前，就能夠正確地說出兒子的死亡時間。

過去二、三十年，史丹佛大學和普林斯頓大學的一些美國科學家，十分勇敢地做了大量的實驗觀察，從統計學角度充分證明了思維通訊的可能性。

另一方面，從多頻共振或多頻通訊的角度，我也不得不承認思維通訊的可能性。因為如果兩個人的體內或腦袋裡「振子」的「固有頻率」一致，他們之間就可以進行無線電通訊。

在1980年代和1990年代，當氣功熱在中國發燒時，就有許多人來問過我這個問題。當時我一直不願表態，原因有兩方面：一方面是氣功界確實混入了不少騙子，如果我說了肯定的話，他們一定馬上會用我和我們學校的名字大加吹噓；另一方面是技術問題。因為人腦的結構太複雜了，內部包含的「振子」數不只成千上萬個，事實上是無窮多個。

所以從技術角度來看，要兩個人所有振子的固有頻率都一樣，難度顯然相當高，機率也極小。但是在母親和孩子之間，這種可能性就會提高許多。

坦白說，儘管今天我第一次公開明確地表示對思維通訊的肯定態度，但還是不得不承認：在可見的未來，不知道這種思維通訊除了出於好奇之外，還可能會有什麼實際的用處。也許，本書最後一部所介紹的測量技術，有可能成為研究思維通訊的認真開端。

順勢療法藥物的運作機理

英國物理學家史密斯（Cyril Smith）指出：在水中，有許多微小的「相干區間」（coherence regions），而順勢療法藥物的資訊可能以微小駐波的形式貯存在這些相干區間中。這些微小的「相干區間」就如圖10-2（見180頁）的2號音叉，會吸收能量，透過共振來吸收病人體內的不健康資訊。

當然，圖10-2的兩個音叉之間還只是單頻率的共振關係。事實上，德國古典醫學順勢療法的藥物和病人之間卻是多頻共振。這個「多頻」不是幾個或幾十個頻率的組合，而是上百上千上萬個不同頻率的組合，甚至更多。所以藥物就有高度的特異性，並且可以傳遞極為微弱的信號。

事實上，在史密斯所說的相干區間內，有成千上萬幾乎是無窮多的微小振子，就如成千上萬個微小的音叉，可以透過振動來保存資訊，也可以透過共振來吸收能量和資訊。由於這種微小振子的振幅非常小，所以衰減也非常慢，順勢療法藥物中的振動資訊就可以長期保存。但是一旦溫度超過攝氏70度時，這種相干區間就會被破壞，藥物就會失效。

什麼是信仰？

東方人和西方人提出的問題往往不同。典型的西方問題是：「什麼是真實的？」就在這種窮根究底的問題之下，就在這種追求真理的精神激勵以下，現代科學才一步一步扎實地發展進來。

典型的東方問題則是：「你相信嗎？」這個問題好像有點不太負責任。也許，正因為提問題的方式不同，所以現代科學就誕生在西

方，而不是誕生在東方。

雖然我也是在東方長大的東方人，但還是生得晚了點，小時候上的學校已經不再是私塾，讀的也不是四書五經。我上學念的是所謂的「洋學堂」，學的是數理化，深受西方思維方式的影響。所以記得二十年前，當第一次聽到別人問我：「你信不信氣功？」時，我有種非常奇怪的感覺。當時還想：「你應該問我氣功是真是假才對，怎麼問我信不信呢？難道信了，氣功就真實了；我不信，它就不真實了嗎？」

但是過了很多年以後，我才逐步意識到：其實「你信不信？」這個問題，要比「什麼是真的？」這個問題更深刻得多。事實上，兩千年前在西方寫下的《新約聖經》就非常強調「信」的重要，並明確地說過：「信就是所望之事的實底，是未見之事的確據。」（《希伯來書》11：1），只不過近幾百年隨著科學的發展，讓人們高估了自己的能力，自以為能夠把握世界的真實圖像。

不過真正的科學家，尤其是科學大師，倒是從來沒有高估過自己的能力。例如德國的物理學家馬赫（Ernst Mach，1838-1916）和海森堡、丹麥物理學家波耳和奧地利物理學家薛丁格都已經發現，對人類來說，並不可能得到世界的真實圖像，科學家所能做的，只是對我們的感覺和得到的實驗資料進行分析，然後得出一個沒有內在矛盾的解釋；而這就是所謂的「科學」。

在這樣一個感覺及資料的組織和分析過程之中，「信」扮演著決定性的角色。比如說，你首先得相信老師教你的，你還得相信儀器給你的信號是真實的……。

所以說來滑稽，「什麼是真實的？」這個問題，就如本書第一部第二章所說的古希臘哲學家德謨克利特提出的「原子假說」一樣，

儘管是一種錯誤的問題和信念，卻成了推動科學發展的一種動力。

當然，這種本源性的問題也不是本書要討論的重點。但是，無論是氣功師傅或心理學家，都明白「信則靈，不信則不靈」這個基本的作用原理。甚至最傳統的藥物工作者也知道，安慰劑效應有時可達20%的有效率。所以，即使在臨床實踐中，我們也離不開「信」這個基本因素。那麼從物理學的角度來看，我們又怎樣來解釋這個「信」呢？

從共振的角度來看，所謂「信」就是一種「調諧過程」（tuning procedure）；更簡單來說，「信」就如電視機的選台過程。例如當你的電視機選擇了第一頻道，就是與第一頻道產生了共振，也就是「信」了第一頻道。對第一頻道說的話句句愛聽，而對其他頻道都堵上耳朵，一點也不要聽。從某種意義上來說，第一頻道就成了你家電視機的宗教信仰。當然，你也可以把電視機從第一頻道轉換到第二頻道，這時，你的電視機也就改變了它的宗教信仰。

回顧人類的歷史，你可以看到宗教的力量既可造福人類，也會為人類帶來巨大災難。回想歷史上及當今世界上可怕的宗教戰爭、血腥的革命戰爭，以及有關的恐怖主義活動，你會看到當信仰的力量被引向暴力時，會產生多麼可怕的後果。所以，今後無論在生物學或醫學中，都不能不充分考慮到共振的威力和後果。錯誤的共振不只會導致社會的災難，也會導致身體和人生的災難。所以，正確的共振就是人生中至關重要的選擇了。通俗點來說，正確的「信」，還真是人生幸福的核心所在，也是世界和平及幸福的核心所在。

第二章：佛光的科學研究

我又看見另有一位大力的天使從天降下，披著雲彩，頭上有虹，臉面像日頭，兩腳像火柱。

《啟示錄》10：1

圖11-1 廣受膜拜的聖者，頭上都環繞著神聖的光環。

（圖片提供：黃永松先生）

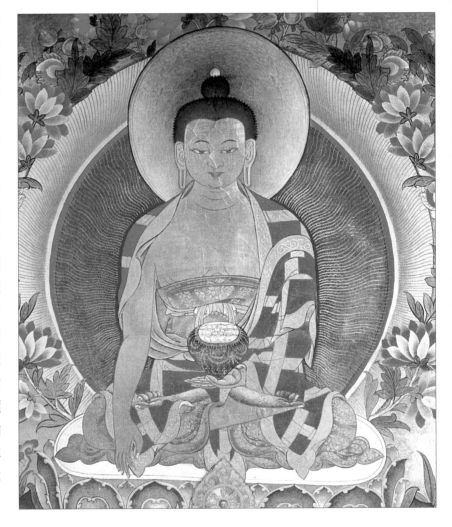

在許多宗教中都有像這樣的描寫，在聖者的頭上環繞著一圈圈神聖的光環（見圖11-1）。在佛教中，稱為佛光。

不過，對於許多像我這樣受過現代科學教育的人來說，是很難接受佛光這種說法的。我原來的想法是：所謂的「佛光」，只不過是那些善男信女們帶著善良的願望，用來美化和裝潢他們所崇拜的聖者，根本不必當真。

　　然而，當我到了德國，到了俄羅斯，看到了生物物理的同行所做的實驗，才使我不得不從另一個角度來看待這個問題。

氣功因緣

　　也許，我還得從1980年代的中國開始回憶起。那時，神州大地上的氣功熱方興未艾。就像其他科學工作者一樣，我也對這個運動的規模和熱度感到吃驚。然而，我並不太關心這種事。因為就如當時許多學者的看法一樣，我覺得這只不過是另一個造神運動罷了。

　　那時，一場偉大的造神運動——文化大革命才過去不久。那位偉大的神靈、人民的大救星毛澤東也沒有真的萬壽無疆，而是像所有的凡夫俗子一樣死了。緊接著，鄧小平又不小心打開了中國的大門，使老百姓吃驚地看到，原來資本主義國家的人民並不是生活在水深火熱之中。所以中國人崇拜的神靈、大救星毛澤東消逝了；中國人夢中的人間天堂——共產主義社會也成了泡影。中國人出現了嚴重的信仰危機，不得不重新尋找新的神靈，尋找新的宗教。於是有如一夜春筍般，忽然冒出來許許多多、大大小小的神靈——氣功大師，辦起了形形色色的宗教。因此在某種意義上來說，1980年代的氣功運動，就是一場不折不扣的宗教運動，另一種造神運動。

　　說老實話，儘管我十分能理解當時中國人的心態，但我對這場運動還是相當反感。因為在這場新造神運動中，還真是不乏大大小小的騙子。

　　我們學校當時的鄰居是浙江省中醫研究所，所內有個叫羅森的氣功師傅，他不是醫生，而是學生物出身的，原來在所內管理情報資料。據說，他年輕時身體很差，是練氣功練好的。所以當氣功熱來臨時，他就躬逢其盛地成了氣功師傅，還在他們所裡辦起了氣功學

習班。他脾氣好、友善熱情，常到我們實驗室串門子，出於好奇，我常問他一些關於氣功的問題。

有一天，他又來我們的實驗室，希望我們能為氣功做些科學研究。當然，我馬上就拒絕了。但是不想太傷他的感情，所以只好婉轉地跟他說：「噢！說不定今後有一天，氣功會成為科學研究的對象，但不是現在，因為我們目前實在無法從現代科學的角度來理解這個問題。」

不幸地，我這個拒絕可能真的太過婉轉了，他顯然誤解了我的意思。第二天，他又來了，還帶來一群朋友，說：「張老師，您是科學家，又是大學老師，能對氣功抱這樣開放的態度，真是了不起。既然您認為氣功是今後科學的研究題目，為什麼不現在就來我們的氣功班看看呢？」

這麼一來，我也不好拒絕他們的熱情邀請，只好到他們研究所的後院看看。說實在的，這次參觀給我的印象很差。只見他們十幾個人站著，開始練功。最初，只是靜靜站著，然後一點一點地慢慢動了起來，而且動作幅度越來越大，有人開始笑，有人開始哭，有人唱歌，有人跳舞，甚至還有人在骯髒的地上打滾。看到他們失控的局面，我感到很難過，甚至為他們感到可憐。

不過練功結束後，我看到他們彼此交流經驗、談心得時，氣氛放鬆而快樂，讓我又有些欣慰，也開始能多少理解他們熱愛氣功的理由，儘管在我看來，他們是又可憐又好笑。

他們開始談論起老師頭上的輝光，說看到他們之間有火焰在燃燒等等。這些話又讓我不悅了起來。因為整個過程我都在場，並沒有看到他們所說的輝光或火焰等東西，顯然是胡說八道。不過，我還是強忍住自己不快的情緒，客客氣氣地與他們告別。

　　不料，我去造訪氣功班的事卻讓羅森喜出望外。不久後，他又來我們實驗室，再次要求我能不能做點「外氣」的實驗。

　　正巧，那時我們的實驗室裡到了一台新的雙光束分光光度計（double-beam spectrophotometer），相當先進。我考慮了一陣子後，就設計了一個實驗來檢測是否真有外氣這個東西。我把核糖核酸溶液分放在兩只培養皿中，並把一只培養皿放得遠遠地，做為對照樣本。同時，我要求羅森把他的右手放在培養皿上方十公分高的地方，持續五分鐘，並請他「發功」把氣送進這個培養皿中。然後，我把外氣處理過的核糖核酸溶液放在儀器的一只比色皿中，再把對照組的核糖核酸溶液放在另一只比色皿中，一同掃描這兩種溶液的吸收光譜。

　　這個實驗的基本設計構想是這樣的：如果沒有外氣這種東西，或者外氣並不能改變核糖核酸的分子，那麼這兩管溶液的吸收光譜應該會完全一樣，而這兩條吸收光譜的差就全部是零，於是在儀器的電腦螢幕上會看到一條光滑的水平線。但是，如果真的有外氣這種東西，並且也能夠改變核糖核酸的分子，那麼這兩條吸收光譜的差就不可能全部是零，於是在儀器的電腦螢幕上就可看出對水平基線的某種偏離。

　　說實在的，我並不對這個實驗抱持任何希望，只不過儀器是現成的，核糖核酸溶液也是現成的，又花不了太多時間。所以不管結果如何我並不在意，就當是不辜負羅森的這片心意好了。然而，實驗的結果卻有點讓人吃驚。在219奈米的地方，真的看到了一個很尖的峰。這說明核糖核酸的分子還真的起了某種變化。

　　為了進一步證實這一點，我讓羅森再去請五位氣功師過來，加上他一共是六個人，做為實驗組。同時我也邀請了五位學校裡的同

事，加上我自己，一共也是六個人，我們六人都沒有學過氣功，做為對照組。

實驗組的六位與羅森一樣，在十公分的高度上對核糖核酸溶液發放外氣五分鐘；而對照組的六位也把手放在培養皿上方十公分處五分鐘，裝出一副發功的樣子就行了。

結果，實驗的重複性極好，六位氣功師都使螢幕上219奈米的地方出現了尖峰。不過我們沒有學過氣功的對照組，也在219奈米的地方出現了尖峰。只不過，實驗組尖峰的平均高度要比對照組高出三倍多。這樣，兩個組的差異算是相當顯著了。對於對照組的實驗結果，氣功師傅是這樣解釋的：沒有學過氣功的人也有氣，只是功力不如他們。

不過，我還是要老實承認自己的膽小和私心。儘管實驗的重複性和可靠性都相當好，我還是不敢把這個結果拿出去發表。要知道，那時我還面臨升教授的大關，我可不敢因為支持氣功，而得罪了評審委員會的老先生。

好在這些氣功師傅也理解我的苦衷與軟弱。為了答謝我，他們邀請我免費參加一個高級氣功班，地點就在天竺寺裡。天竺寺位於杭州西湖西部的山區，風景優美、氣候涼爽，是個避暑的好地方。適逢學校暑假，我就帶上了十歲出頭的兒子及與他同年的外甥，一起上天竺寺避暑。至於學氣功，顯然不是我們此行的真正目的。只可惜太太在公司上班，沒有暑假，錯過了這個避暑的好機會。

不過對我來說，參加這個氣功班還是非常有趣的一段經歷。儘管學習動機不很單純，我還是努力裝出好學生的樣子。不但努力學，還擺出一副絕對順從老師的好儒生，百分之百按老師教的去做，也絕對不問為什麼，更不會用什麼科學問題去刁難老師。

　　第一天，氣功老師叫我坐著，兩手一上一下，手心對手心，抱著一個假想的球。據氣功老師說，這就是「氣」的球。

　　我就老老實實地照辦，抱著一個虛設的氣球，就好像「國王的新衣」故事中的國王，光著身子，而那兩位惡作劇的裁縫卻說我穿著那種只有聰明人才能看得見的新衣，於是我也不得不假裝成聰明人的樣子。此時此刻，我還真羨慕故事中的小孩，可以說：「看哪！國王沒有穿衣服。」我已經是大人了，再說又是客人，總要懂點禮數，多多克制自己，不要亂說亂問。

　　過了一會兒，氣功老師又來了，問我：「您是不是覺得手心有點涼？」我點點頭，他說：「這就是氣。」我沒有回答，心裡卻在想：「真是胡說！天這麼熱，手上有汗蒸發了，自然就涼了，這跟氣哪有關係。」

　　又過了半小時，氣功老師又來了，問我：「您是否感到手心有點麻，就如許多小針在刺似的？」我點點頭。他高興地說：「這就是氣。」我沒有回答，就像最好的儒生一樣，絕對不與老師頂嘴。但心裡卻在想：「真是胡說八道！我捧著這個看不見的球這麼久，血液循環受阻了，手自然就麻了。」

　　這個氣功班還是一個高級班，所以除了我這個濫竽充數的南郭先生之外，個個都是有經驗的氣功師傅。所以在這個氣功班上，不教初級理論，教的都是高級的課程。我的天哪！真不知道他們說的是什麼，也聽不懂老師的課，因為他們所說的，與我從小接受的科學教育，簡直風牛馬不相及，幾乎是滿口胡言亂語。本想認真記點筆記，至少裝得像個好學生的樣子，但也不知怎樣下手。不過我看班上的同學，個個都很認真地記著筆記，心下十分好奇，卻又不好意思去問他們記些什麼。

　　有一天，機會來了。下課後，有位同學把筆記本忘在教室裡了。教室又只留下我一個人，我就趁這機會偷看他記了些什麼。在他的筆記中，除了老師上課時講的內容外，還有一些他的個人心得。例如他寫道，今天上課時，看到老師的頭上發出了金色的光芒……。你也知道，我當時就坐在同一間教室裡，可是什麼也沒有看到。

　　那時我也有想過，這本筆記本只是他私人的聽課筆記，並不是為了達到什麼宣傳目的，那麼是否他們真的看到了一些我所沒有看到的東西呢？

　　沒有想到，幾年之後，我自己也看到了人體和其他生物體周圍的輝光。不過不是在中國，而是在德國和俄羅斯；也不是用我自己的肉眼看的，而是用最先進的儀器。

　　說來不好意思，像我們這種長期從事科學研究的人，比起自己的雙眼，更相信儀器。生物學家信任電子顯微鏡更甚於自己的眼睛；天文學家對電波望遠鏡的信任程度，也遠遠勝過自己的眼睛。因為生物學家知道，用自己的肉眼看不到病毒；而天文學家也知道，用自己的肉眼看不到類星體，更看不到黑洞。同樣的，我們這些生物物理學家也知道，用自己的肉眼看不到生物體和人體內外的電磁場，看不到可見光波段以外的電磁波。

生物輝光

　　1991年，我到了德國的凱撒斯勞滕。當時，那兒有個國際生物物理研究所，專門測量生物體的超微弱磷光（extremely weak luminescence）。把小小的生物體放在絕對黑暗的測量箱中，用靈敏度極高的光電倍增管（photomultiplier）一個個地數算從該生物體內所發出來的光子數目，這幾乎已達到光學測定的理論極限了。

　　測量顯示，所有的生物體都在不停地發光（見圖11-2）。這種光非常微弱，一般每平方公分每秒鐘只發射50到100個光子；而這種發光能力會受到生物體的生理和病理狀態的影響。最有趣的是，不論用什麼方法殺死生物體，在臨死前，發光強度都可增加上千倍，這也是一種特異的「迴光返照」吧！

　　然而，即使發光增強到每平方公分每秒鐘十萬個光子，對於肉眼來說，還是太弱了一點。尤其是如何能在白天這樣強的背景光之下，看到這種很弱的光，還是一個未知的問題。

　　其實，這工作就是俄羅斯生物學家古威奇工作的延續（見本書第三部第三章的圖9-4，見164頁）。古威奇的時代還沒有發明光電倍增管，但他用間接實驗證明生物體之間可以透過電磁波來通訊。1993年，我又到了俄羅斯，到古威奇曾經工作過的莫斯科大學，參觀他們的實驗室，見到了許多極為優秀的同行，使我對古威奇工作留下了深刻的印象。

　　然後，莫斯科大學的老師又陪我去參觀了俄羅斯科學院遙測技術研究所，所長哥狄克教授（Eduard Godik）很激動地向我介紹了他們最新的實驗結果。事情是這樣的，他們的研究對象是衛星遙測技術，這是軍用衛星的眼睛，所以從蘇聯軍事部門得到了大量經費，實驗室的設備極好，技術也極為先進，主要測定的是紅外線和微波。但蘇聯解體後，他們驟然失去了大批的經費來源。

　　這時，他們遇到了韓國的三星公司，三星公司希望他們能把這些精密的遙測技術用在醫學方面。從技術上來看，這個建議是相當清楚且可行的，只不過是把原來從高空對向地面的鏡頭，轉而對準人體就行了。

　　然而，結果卻非常令人吃驚。他們馬上就看到圍繞著人體的「佛

光」(見圖11-3)，就如上千年前藝術家曾經
畫過的那樣（與圖11-1比較）；而圖11-
3還只是一張靜態的圖而已。錄影技術輕
而易舉地就能獲得動態、會隨著呼吸和其
他生理節律變幻的佛光。

　　於是佛光的問題變得很簡單了，人體本
來就是在不停地輻射出各種各樣的射線。
波長涵蓋紫外線、可見光、紅外線、微波
等等。如果把這些射線稱為人體輝光或佛
光，那麼每個人都有佛光，並不是只有如
來佛這樣的聖者才會有。此外，也不單是
我們這種人有佛光，甚至罪犯也有佛光，
當然每個人的顏色和形狀會有些差別。如
果把這些測定技術用於現實面，想必警局
也會很感興趣吧。

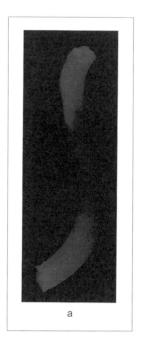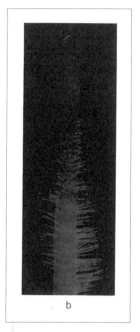

圖11-2 **生物輝光**　植物體在可見光範圍內所發出的自然輝光：玉米根的輝光（a），燕麥根的輝光（b）。

　　不過另一個問題是，肉眼真能看到這種佛光嗎？生理學的教科書
清楚寫著，人類的眼睛只能感受波長400到680奈米的可見光，對
於波長大於680奈米的紅外線或波長小於400奈米的紫外線，我們
都是「盲人」，所以稱為「不可見光」，因為我們看不見。

　　然而，生物學家都知道，蜜蜂就可以看到紫外線，而蛇能看到紅
外線。同時醫生也知道，某些人生下來就是色盲，不能正常地分辨
紅綠等顏色。如果與色盲者相比，我們就能幹多了，可以看到他們
所看不到的許多東西。但是與蜜蜂或蛇相比，我們又可能都是色盲
了，能看到的要少多了。比如說，蛇說不定就能用肉眼看到圖11-3
那樣的佛光，但是我們卻看不到。所以我們能不能這樣猜測：某些

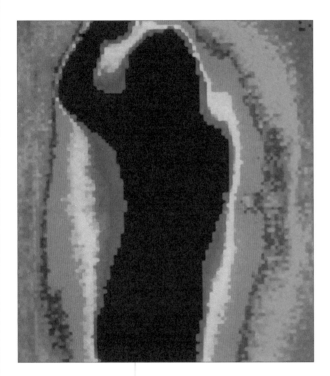

圖11-3 **人體輝光** 人體本身輻射出的各種射線，在身體周圍形成一層層的紅外線圖像，也就是輝光。

人在某種特殊的生理或心理狀態下，能擁有蛇或蜜蜂這樣的能力呢？但是假如有這樣的人，他說出來的話，一般人肯定也不會相信。要嘛一口咬定他說謊，要嘛就像我在氣功班裡所想的那樣，認為這些可憐的傢伙一定是出了什麼幻覺。

所幸的是，現在的人和醫生要比從前的人寬容多了。記得中世紀的歐洲人，曾把無數患有歇斯底里症的少女當成妖女而燒死。而現在，有些行醫多年的心理學家已經發現，某些所謂的精神病患並不是真的精神混亂，而是處於一些特殊的生理狀態，使得他們的感覺器官超靈敏，真的看到了一些我們常人所看不到的東西。而我們這些常人卻會說他們是胡言亂語，腦子出了毛病。

為了便於理解這種狀態，我們可以用「卜杖探測術」（dowsing）來說明。這是歐洲一種傳統尋找地下水的技術，兩手持著一根丁字形的棍子，在地面上走來走去，走過有地下水的區間，拿棍子的雙手就會抖動起來。現代科學證明：在有地下水的區域，地磁場帶有一條「切變線」，也就是說，在這個地方，地磁場有一急劇的改變。顯然，會這種探測術的人能感受到地磁場的變化，而我們一般人根本感受不到這種極為微弱的變化。

那麼，這種會卜杖探測術的人是否是某種「超人」呢？英國的物

理學家和電子學專家史密斯博士就是會卜杖探測術的人，他用這種方法做了許多極其重要的研究工作。但他坦率地告訴我：其實他是個對電磁場變化過敏的病人，跟那些在月圓時或天氣將變時就睡不好覺的病人一樣。所以，他能感受到電磁場的微弱變化。用生理學的語言來說，一般人的身體都會自動抵銷和平衡外部的電磁場變化，而這種人不能有效地抵銷這種變化，於是就出現了敏感的不良反應。

這兒，史密斯博士謙卑地自稱是「病人」，而許多人卻會把自己看成是「超人」。也許，這也是一個真正的科學家與常人之間最大的不同之處吧！

當然，擁有這種能力的人究竟是病人或是超人，並不是本書想要討論的題目。在這兒，我只想指出：雖然像我這樣的常人看不到佛光（即生物體周圍的輝光），但是也不能輕易就說世界上不存在這樣的人。不管稱他們是有特異功能的超人，還是過敏的病人，只要不是騙人的就夠了。

事實上，即使像我這樣半點都沒有特異功能的凡夫俗子，也可以感受到一點點自己看不到的「佛光」，而且我也相信許多人都有這一點點能力。例如，在一個空房間裡閉著眼睛向前走，在碰到牆壁前約一公尺處，就會感到前面有東西。其實，這就是我們感受到了從那牆壁反射回來的自己的「佛光」。

所以，我們有理由猜測，當進入某種深沉的入靜狀態時，不論對聲波或電磁波，感覺靈敏度都可能大幅提高。在沒有汽車、飛機、電視及收音機的古代社會，背景噪音要比現在這個摩登時代小多了，人心也安靜多了。所以，古人的感覺應該比現代人靈敏，可以看到、感受到的東西也比現代人更多。

當然，古人所說的佛光可能還包括化學佛光，也就是人體分泌出來的氣味。不過，本書重點討論的只是電磁場和電磁波的那一部分，以及它們的應用。

「佛光」的臨床應用

首先把「佛光」應用到臨床上的，是俄羅斯的技術電工科里安。那是1926年，科里安在一家醫院裡工作，一天晚上，他在修理儀器時不小心碰到高壓電，使得醫院的保險絲跳了閘、停了電。在黑暗中，他看到自己的手在發光。他知道，這就是「放電花紋」（discharge pattern）。他也知道，時間非常短的高壓電對人體沒有危險。因此他自行設計了一台儀器，產生人為的、非常短時間的高壓電；同時把手放在照片的底片上，這樣就把這種「放電花紋」記錄了下來（見圖11-4）。後來，這種技術曾在西方世界廣為流傳，稱為「科里安攝影技術」。

科里安發明這個技術之後，就被調到植物研究所工作。他很快就發現，所有的植物都有這種「佛光」；而且這種光的形狀與顏色會隨著該植物生理狀態的改變而變化。

科里安攝影技術很快就傳到了東歐國家，又經由東歐

圖11-4 以科里安攝影技術所拍到手掌與手指周圍的輝光，事實上，這種放電花紋在其他生物體上同樣可以捕捉得到。

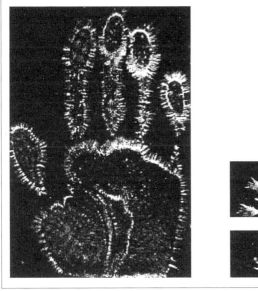
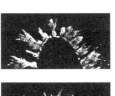

國家傳到西歐和美洲。許多醫生和科學家都在想，是否可以把這個技術用於醫學診斷。也有許多人想到，科里安照片與神祕的針灸系統是否有關。然而，真正在這方面較為成功的還是德國醫生孟德爾（Peter Mandel）。

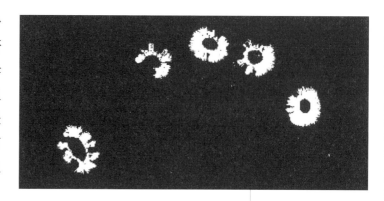

1970年代，他就用科里安攝影技術在指尖攝影（見圖11-5）。從圖11-5可以看出，指尖的輝光有如一個火焰的光環，有的光環有缺口，而這種缺口所對應的經絡，與該病人的疾病有關。例如，從圖11-5還可看出，食指左邊有一缺口，對應於大腸經；而事實上，這張照片就是從一個嚴重腹瀉病人的手上拍到的。

也許，從圖11-5還不能非常直接地看出科里安照片與針灸系統的關係，那麼讀者可以翻回本書第二部第二章的圖5-9（見104頁），這是用高頻高壓放電技術得到的。事實上，這種技術就是科里安攝影技術的發展，或者說是「接續」科里安攝影技術而來，使用許許多多的高壓脈衝來代替一次性脈衝，並在暗室中進行慢速攝影，從而得到了與經絡對應的亮線。

不過，最後我還是不得不指出，圖11-2和圖11-3的輝光是真的從生物體發出來的不同波長的電磁場，所以是真實的輝光。但是圖11-4、圖11-5以及圖5-9科里安照片中的美麗輝光，並不是真的從人體發出來的光或其他波長的電磁波，只是一種「放電花紋」；也就是用3000伏特的高壓電在短時間對人體充電，然後釋放能量的一個過程。所以，科里安攝影技術得到的只是一種人造的輝光，或

者說是人造的「佛光」。

　　雖然「科里安照片」中的美麗輝光只是一種人造輝光，但是這種放電花紋的形狀卻與人體內電場強度的分布密切相關。所以圖11-5及圖5-9的「科里安照片」與經絡的緊密關係也說明，經絡系統與人體內電場強度的分布密切相關。這也是經絡系統與體內電磁場耗散結構有關的實驗證據之一。

人體內的「佛光」

　　其實，人體內電磁場耗散結構不單是電磁場的分布，也是一種光的結構。換句話說，就是我們身體內的「佛光」。這種佛光決定了丹田的形狀和顏色，也決定了經絡的分布和顏色。這些古人早就發現了，並且也寫了下來。但是這種體內的「佛光」是肉眼不容易看見的，而且與化學身體交織在一起，所以一直以來就被只研究化學身體的現代醫學給忘記了。

　　看來在某些方面，古人比現代人（甚至比現代科學家）還能幹多了。由於歷史紀錄不全，我們已經很難考證究竟古人是怎樣發現這些環繞著人體周圍且肉眼看不見的輝光；也

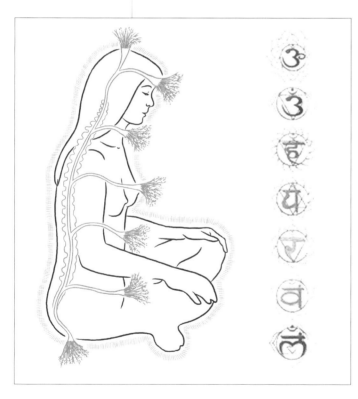

圖11-6 印度醫學中的七個主要脈輪，形狀、顏色、旋轉方向都不一樣，而且還會隨著身心的狀態而產生變化。

不知道古人是如何發現位於人體內部且肉眼看不見的丹田和經絡。不過，根據現代科學知識，這些神祕的佛光、丹田和經絡等等倒是不難理解了，而且還可以透過現代儀器來測定。

在這兒，我們想多花點時間討論與丹田相關的問題。其實，上丹田、中丹田和下丹田的概念，並不是只存在於中國醫學之中。在印度醫學中，丹田的概念占著更重要的位置。不過在印度醫學中，他們不叫丹田，而是稱為脈輪，並且對脈輪的研究也比中醫對丹田的研究更為細緻。

例如中醫只提到了三處丹田，而且沒有提到丹田的顏色。但是在印度醫學中，他們認為人體中有許許多多大小不一的脈輪（光輪）。單單在人體的中軸線上，就有七個主要的脈輪（見圖11-6），而且各有各的顏色、大小和旋轉方向；同時，還對應著人的不同情緒等等。所以，當人的情緒、心理狀態或生理狀態改變時，那些對應脈輪的顏色、大小和旋轉方向都會隨之變化。

然而，就跟「經絡」一樣，我們也不能用解剖學的方法來研究丹田或脈輪。無論是從中醫觀點或從印度醫學的觀點，它們的位置都是非常明確的，而且還相當大。但是當人們解剖屍體時，卻看不到這樣巨大的傢伙。

不過另一方面，無論是中醫或印度醫學，對這巨大器官的命名都比「經絡」要清楚。中醫稱它們為丹田，而「田」這個字的英文翻譯是field，正巧就是電磁場中「場」的意思。「丹」有「藥丸」和「紅」的意思，如果採用後者，「丹田」可以解釋成「紅色的電磁場」；而印度醫學稱為光輪就更明確了，說明這些巨大的「器官」並不是像心、肝、胃、肺、腦等由實物組成的實體器官，而是一種由光組成的虛擬器官。

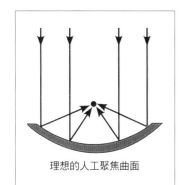

理想的人工聚焦曲面

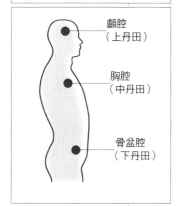

顱腔
（上丹田）

胸腔
（中丹田）

骨盆腔
（下丹田）

圖11-7 **理想的人工聚焦曲面** 人體的顱腔、胸腔及骨盆腔都是很好的聚焦曲面，可以讓波聚在一處，形成強大的駐波，這三處也就是中醫所說的上丹田、中丹田及下丹田的所在位置。

乍看之下，丹田或脈輪實在是太虛無縹緲了，好像只是編出來哄哄小孩子的童話故事。但從物理學的角度來看，丹田或脈輪的存在倒是極為合理的。用物理學的話來說，丹田或脈輪就是波的聚焦中心（見圖11-7）。當波遇到一個曲面時，就可能被反射而會聚在某一點或某一小區域中。在這個小區域中，波的密度特別高，也就是能量的強度特別高。

當我們從另一個角度去看時，就可發現人體的顱腔、骨盆腔和胸腔，就是很好的聚焦曲面，能讓波聚在它們的焦點上。事實上，這些就是形成上丹田、下丹田和中丹田三個焦點的實體結構所在，而且完全可以用解剖學來研究。所以只要解剖學再加一點物理學知識，神祕的丹田也就不再那麼神祕了。

與丹田或脈輪相比，「經絡」這個名詞就令人費解多了。經絡一度被翻譯成channel。在英文中，channel的意思是「通道」或「管道」，所以有人就誤認為有某種像液體或氣體一樣、稱為「氣血」的東西在裡面流動。顯然，這種錯誤的翻譯就是源自對經絡一詞的錯誤理解。此外，這種對經絡一詞的錯誤理解和翻譯，不但把人們的思維引入歧途，也一度把整個經絡的現代科學研究方向都引入了死胡同。

後來，又有人把經絡翻譯成meridian。在英文中，meridian的原意是地球上的子午線（經線）。這說明，人們對於經絡一詞有了更深一層的理解，認識到經絡不是什麼實體的管道，而是像經線那樣看不見也摸不著的東西。

話說回來，對經絡的現代科學理解要比丹田或脈輪難多了。因為聚焦是物理學中的一個老概念了，這是光學中的一個基本概念，大

家在初中時就學過了。當我們說「丹田就是聚焦中心」時，因為大家對聚焦一詞早就熟悉，所以前面的幾張圖和幾段話就足以說明問題了。

但是當我們說經絡是干涉圖上的條紋，而這張干涉圖又是駐波重疊而成，是一個電磁場的耗散結構時，那就不是三言兩語能夠說清楚的。

干涉和駐波是在大學物理課才會學到的內容，而耗散結構在物理學中也是一個全新的概念，只有三十多年歷史，比經絡的研究還要年輕得多。所以，即使在一般大學的物理學教科書中，可能也不見耗散結構這個名詞。甚至許多老一點的物理學家學沒學過，而生物學家和醫生當然就更陌生了。

換句話說，經絡本質涉及到非常新的物理概念「耗散結構」，而且還是肉眼不可見的耗散結構。所以本書花了大量篇幅來介紹耗散結構的概念，因為這是解讀本書必不可少的，尤其希望讀者能有耐心地閱讀和消化這些章節。

「佛光」的測量

當然，從理論物理的角度來說，人體內電磁場耗散結構的存在是不容懷疑的。真正的困難在於要如何從實驗測出來；以及從眾多的實驗資料中，如何理性地認識到這個電磁場耗散結構的存在。

上文中，我們把「佛光」分成人體周圍的「佛光」和人體內部的「佛光」。從技術上來說，測定人體周圍的「佛光」已經相當簡單了，除了本書引用的幾個例子之外，測定生物超微發光、紅外線和微波方面的文獻資料已經數以萬計了。

然而，要測定人體內部的「佛光」卻相當困難，因為它是與化學

身體混在一起。更困難的是，不管任何探頭進入體內，都會對體內的電磁場造成嚴重干擾，當然更不能為了測量而把人體開腔剖肚。於是這種研究工作，就與地球物理學家研究地球內部結構一樣，只能在表面進行了。

所幸的是，根據物理學原理，電導與電場強度成正比。所以從體表的電導分布，就可得到體內電場分布的許多資訊。也就是說，我們可以透過體表電導測量，來看到體內「佛光」的大致形狀。幸運的是，我們的老祖先已經在針灸書上把這個內在「佛光」的形狀用所謂的「經絡圖」粗略地畫了出來。

還有，科里安攝影技術所拍到的人造佛光也與人體表面的電場分布有關。而科里安攝影技術也證明了中國古人所發現的所謂「經絡系統」，就是內在「佛光」的一種近似描寫。

其實從技術的角度來看，最難測定的倒是體內的丹田或脈輪。儘管中國和印度的古人早就透過直覺悟到了，但身為科學家，我們還得再耐心地等待技術上的進步。

從理論上來看，體外「佛光」和體內「佛光」的存在都是不容置疑的，難的是資料分析，以及如何從這些測定資料中得到臨床上有用的資訊。不同於化學身體中的分子測定，我們常用的「化約論」方法在這兒都不適用了，也就是說，所有研究簡單系統的數學工具都不太管用了。因為「佛光」中的資訊太豐富，但又不能用解剖刀或超速離心機來分離這種豐富的資訊。

慶幸的是，許多天才數學家又發明了一些數學工具，可以處理含有無限元的複雜系統，於是我們就可以定量地來處理從「佛光」測量中獲得的複雜資料，進而定量計算出人體「心身系統」的和諧程度。這將是本書第五部要討論的主題。

第三章：化約論的盡頭

歷史上所有的黃金時代都是緊張和恐懼的時代，伯里克利時代的雅典、文藝復興時代的義大利、伊莉莎白時代的英國，無不如此。
當今同樣如此。只是當今的變革不僅僅影響像英國這樣的小島，以及像希臘或義大利這樣的狹小半島，而是影響整個地球及其所有的居民。

斯塔夫里阿諾斯（Leften Stavrianos）
美國歷史學家，《全球通史》（*A Global History*）作者

　　生物學是現代醫學的基礎。現代生物學對醫學的發展也做出了巨大的貢獻，而現代生物學的基本思想是「化約論」。

　　化約論是一種思維方式，或者說是一種重要的思維工具。用通俗的語言來說，化約論基本思想就是一個「拆」字，把複雜系統拆開來，拆成許許多多小零件，一個一個地進行研究。正如普里戈金說的，西方人的思維就是拆，西方人的強項也是拆。這種拆的思想源自於希臘，但現在這種拆的思想已經成了現代科學的基本思維方式之一。年輕的科學家從一開始就要學會拆，例如學會如何把一個力在三個坐標方向拆成力的三個分量。在研究複雜系統時，要學會如何把一個最重要因素從眾多的因素中分離出來，也就是拆解出來。同時，還要把一個系統從它複雜的環境中分離出來，也就是拆解出來。

　　這種拆的思想非常典型地表現在醫學和現代生物學的研究工作中，尤其是對人體的研究（見圖12-1）。用化約論研究人體的第一步就是解剖學，也就是把人體用解剖刀拆解開

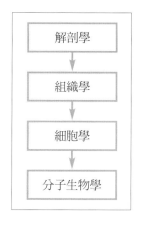

圖12-1 **醫學的化約論途徑** 從解剖學到分子生物學，從器官、細胞到分子，步步深入，從複雜到簡單。

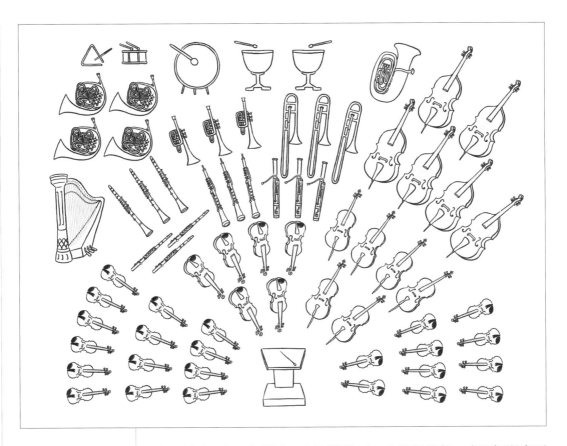

圖12-2 交響樂團的化約論途徑　一支交響樂團可以從弦樂器、管樂器、打擊樂器分成三大組，再往下拆分成豎琴、大提琴、小提琴……

來，拆成一個一個器官。解剖學的下一步是組織學，亦即把器官再拆成一組一組的細胞；組織學的下一步是細胞學，就是把細胞再進一步拆成不同的細胞器；細胞學的下一步是分子生物學，也就是把細胞和細胞器再拆成大大小小的分子。許多研究人員深信，只要把身體的每個分子都搞清楚，我們就可以解決醫學中的所有問題了。

這種拆的思維方式確實有許多好處。它能把問題分析得有條有理，清清楚楚。然而，我們這兒要討論的重點是，化約論是否是科學研究中唯一的思維方式。如果不是，那麼還有什麼其他的思維方式呢？尤其是有沒有適用於研究複雜系統、生命系統和整體醫學的思維方式呢？

我們在這兒用一個交響樂團（見圖12-2）來表示一個複雜系統，並

考察如何來研究這個複雜系統。

首先，我試著用化約論的思路（也就是拆的思路）來研究這個交響樂團。第一步就是把交響樂團分拆成弦樂器、管樂器和打擊樂器三大組，就像傳統西醫學先把人體分拆成呼吸系統、消化系統、神經系統和血液循環系統幾大組一樣。

然後，我們又可以把弦樂器分成豎琴、低音提琴、大提琴、中提琴和小提琴等等，就如我們可將消化系統分拆成食道、胃、小腸、大腸等等。

當然，我們還可以把小提琴組進一步分成一號小提琴、二號小提琴、三號小提琴……。這樣一來，我們就可很快地把交響樂團分拆成單個樂器。

為了要成功演奏出一首交響樂，每個樂器都必須非常「健康」；也就是說，任何一個樂器都不能有器質性的問題。如果有哪個樂器出了毛病，必須馬上修好；而為了維護小提琴的健康，我們又必須對小提琴的結構非常熟悉，所以又要對小提琴的結構進行解剖，從琴身、琴橋、琴弦和琴弓幾方面進行解剖，使每一部分的結構都達到最佳形狀。當然，最佳形狀仍不夠，還必須有合適的材料，所以還需要瞭解每個部件的分子結構。在醫學上，這就是分子生物學的工作。當然，這些工作都是非常重要，也是極為必要的。

但是我們想問一下，是否每一個樂器、每一部件、每一個分子都正確、健康，就能保證交響樂可以演奏成功呢？換句話說，單用化約論方法可不可行？

當然不行！用數學的語言來說，每一個樂、每一部件、每一個分子都正確，只是交響樂演奏成功的「必要條件」（necessary condition），但不是「充分條件」（sufficient condition）。也就是

說，為了保證交響樂演奏成功，還需要許多其他的條件，例如每個樂器都要進行統一且正確的調諧，調到正確的頻率上；而這個調諧或調音過程幾乎與分子無關。

此外，把樂器的基本頻率調好還是遠遠不夠的，每個樂器還要正確演奏。也就是說，頻率的變化要有嚴格的、正確的、動態的「時間結構」，用音樂家的話來說，就是要有正確的、優美的「旋律」；而這種旋律也與分子結構沒有什麼關係。

更難的是，不單每一個樂器要有正確的旋律，而且整個交響樂團的所有樂器同時都要有正確的旋律，儘管每個樂器的旋律各不相同。另外，還要非常和諧地把各種樂器的不同旋律組合在一起。

這所有後面的過程，包括調諧、正確的旋律、和諧的旋律組合等等，都已經遠遠超越了化約論的思維方式。當今醫學，正是面臨著化約論思維方式的極限。

在這種情況下，西方的許多醫生就開始尋找整體論的道路。其實，這也是西方出現中醫熱的原因，因為中醫充滿了整體論的思想、辯證的思想。現在的問題是，我們有沒有可能把這種整體論思想和辯證思想進行科學化、定量化和數學化的研究呢？

東西方思維的起源

在討論能否對整體論思想和辯證思想進行科學化、定量化，甚至數學化的研究之前，我們還要先探討一下：為什麼東方和西方會出現兩種非常不同的思維方式？

事實上，文化的不同，源自於思維方式的不同。思維方式的不同，最初可能是地理條件不同而導致的，也可能是不同的天啟。但不同的思維方式又產生了不同的文化，不同的文化又產生了不同的

宗教。然後，不同的文化與宗教又反過來影響並有形或無形地控制
著人的思維方式和生活模式，成為一種雖然無形，卻相當巨大且非
常頑強的力量。

在七千年前至五千年前，整個地球上約有二十種不同的古文明
（或稱古文化），如中國的黃河文化、印度的恆河文化、中東的兩河
文化（蘇美文化）、非洲的尼羅河文化、南美的印加文化等等。這
些文化各自相對獨立地發展，形成了各自的特色和思維方式。

在漫長的歲月中，有的古文化消失了，有的中斷了，有的被融合
或被改造了。其中保留得比較好且最能代表東西方文化差別的，要
算是黃河文化和尼羅河文化了。西元七世紀時，埃及被阿拉伯人完
全征服，一百年後，則完全被伊斯蘭文化同化。所以，事實上尼羅
河文化已經消亡，主要是透過「希伯來文化」和「希臘文化」來影
響當今世界。

一般公認，中國的文化之根源自黃河文化，古醫書《黃帝內經》
就是產生在黃河流域。同時，對中國人思維模式產生巨大影響的
《易經》，也是產生在黃河流域。

但中國人可能不太瞭解，歐美文化之根主要是在非洲的尼羅河流
域和中東的兩河流域。

記得我們年輕時曾經討論過一個問題：如果我們這個地球只有一
半，也就是說，只有東半球，沒有西半球，那麼在這個地球上會不
會產生現代科學？如果也會，那麼科學的結構又可能是怎樣的呢？

現在中國國內常把歐美文化稱為「兩希文化」：希伯來文化和希
臘文化。兩希文化是一個相當中國化的名詞，很難翻譯成英文或其
他歐洲文字。不過，兩希文化的確是對歐美文化一個極好的總結和
描述。但無論是希伯來文化或希臘文化，其實都深受尼羅河文化的

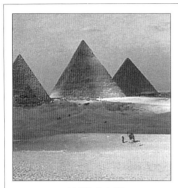
埃及的金字塔

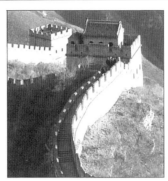
中國的萬里長城

圖12-3 **東西方文化的代表** 代表東方的黃河文化，以及代表西方的尼羅河文化。

影響。

為此，讓我們比較一下黃河文化、尼羅河文化、希臘文化及希伯來文化之間的差別，尤其是在思維結構上的差別，從而使我們在這東西方文化融合的時代，在這科學發展的轉捩點面前，有更為清楚的認識。

圖12-3中的兩張照片，可以看成是黃河文化和尼羅河文化的象徵。雖然，由於伊斯蘭教的興起和對埃及的征服，尼羅河文化這個最古老的文化之一幾乎已經在埃及自己的土地上消失了。但是尼羅河文化，尤其是與蘇美文化匯流而成的希伯來文化，卻透過《聖經》影響了整個歐洲，又經由希臘文化、亞里斯多德、《歐幾里德幾何學》、文藝復興和宗教改革影響了整個歐洲。然後，又傳到美洲和大洋洲，從而影響了整個歐美，並且透過現代科學和技術的擴展，正在繼續影響著整個世界。事實上，整個現代西醫就是從這個文化搖籃中產生出來的。

那麼，尼羅河文化的特點是什麼呢？答案是：一是「理性」，二是「線性」。

尼羅河是一條很規律的河流，定期氾濫，定期枯水。每次氾濫之後，土地就要重新丈量，重新劃定邊界線。這樣年復一年，積累了豐富的測量經驗和技術；而這些經驗和技術被希臘數學家歐幾里德（Euclid，約西元前330-前275）系統地整理成《幾何原本》，又稱

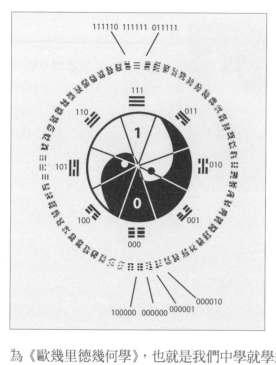

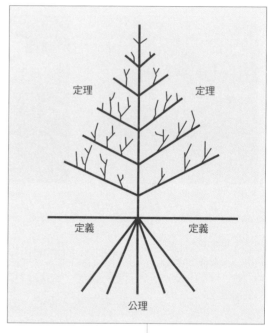

為《歐幾里德幾何學》，也就是我們中學就學過的《平面幾何學》，影響了整個現代科學的發展，從而也深深地影響了西方的思維方式，甚至當今全球的思維方式。《歐幾里德幾何學》嚴密的框架結構，被看成是理性和邏輯的典範，也是現代科學的典範，是現代科學的最高標準。同時，《歐幾里德幾何學》又是一個線性結構的系統（見圖12-4），所以線性也就成了西方思維的一種特色，並且還成為訓練年輕科學家的一種基本方式。

　　在思想的更深處，尼羅河的這種規律性還導致了「一神論」思想的出現，即相信有一位理性化的上帝。《聖經》的第一位作者叫摩西（西元前1526-前1406），雖然是希伯來人，卻在埃及出生和長大，並受到良好的埃及宮廷教育，他學了埃及人的一切學問，並由

圖12-4 **東西思維差異**
《易經》的陰陽合抱結構，以及《歐幾里德幾何學》的線性結構。歐幾里德從五個公理出發，使用五種邏輯用法，一共推演出465個定理；後人呈現數學大都師法這種公理化的方法，因此線性也就成了西方思維的一種特色。

他完成了《聖經》最前面的五章，被猶太人稱為《摩西五經》，包括有關世界起源的《創世記》，第一次清楚地表達了希伯來文化的世界觀。《聖經》是由不同時代的六十六位作者寫成的文集，歷時一千五百年左右，卻仍然保持了思想的高度一致性。

縱觀整本《聖經》，從創世記到世界末日，是個有頭有尾、相當線性的結構。有趣的是，現代天體物理學中流行的新理論是從「大爆炸」到「黑洞」，根本上就是新版本、有頭有尾、線性的「創世記」（大爆炸時，無中生有而有了世界）和「世界末日」（世界上所有的物質，最終都湮沒在黑洞之中，歸於虛無），可見《聖經》對西方人思維影響之深。

《摩西五經》奠定了《舊約》的哲學基礎，而《舊約》又是猶太教的經典。兩千年前，當猶太教發展成基督教後，又從以色列傳到羅馬，再次與希臘文化會合，產生了《新約》。三百年後，當整本《聖經》成書時，《摩西五經》、全部的《舊約》，連同《新約》一起都收入了《聖經》中。後來，基督教又成了羅馬帝國的國教。也就是說，《聖經》成了整個歐洲的哲學、倫理、道德和世界觀的基礎。所以，一神論的思想和「創世－墮落－救贖」的世界觀，就成了整個西方世界觀的主旋律。

這種理性化的一神論思想，相信是神創造了世界萬物，同時也創造了所有的自然規律。所以科學家的使命就是找出這種自然法則；而工程師和技術員的使命就是運用這些自然法則，從而造福人類。這是現代科學發展的一種基本動力，我們稱為窮根究底精神，又稱為希伯來精神。許多傑出的西方科學家，幾乎包括所有現代科學的奠基人，如哥白尼（1473-1543）、伽利略（1564-1642）、牛頓（1642-1727）、普朗克（1858-1947）、海森堡（1901-1976）等，

都認為，越是深入研究科學，就越是接近認識上帝。但是古代的東方，並沒有這種信念和精神，所以這也是為什麼現代科學首先出現在西方，而不是東方的一個非常深層的原因。

與尼羅河相反，黃河是一條難以捉摸的河流，難以預測氾濫的時間。所以就難以發展出一個理性化的一神論思想；因此與古希臘一樣，多神論也是中國民間思想的主旋律。

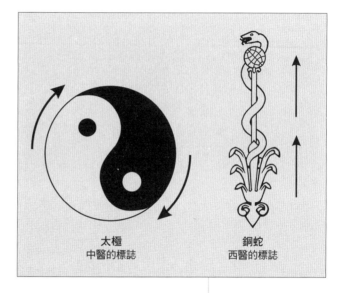

太極
中醫的標誌

銅蛇
西醫的標誌

圖12-5 **中西醫思維框架的差異** 太極圖表達出陰陽平衡以及陰陽互動的關係，是一種不停循環的動態平衡；銅蛇表達的是你死我活、彼此對抗的意象。

雖然在老子的哲學中，「道」是世界的本源，是萬物之母，老子對道的描述似乎也體現出一種深刻的一神論思想。但是老子又說了「道可道，非常道」，進一步指出，可以用語言表達的道就不是那個永恆之道。這也說明，老子早就意識到我們人類語言和理性思維的有限性。

老子的思想極為深刻，可說是世界上最深刻的哲學思想。但是顯然，這種哲學思想並不太有利於科學的發展，至少在科學發展的初期。因為表面上看來，老子的思想不但缺少窮根究底的精神，還在為窮根究底精神潑冷水。

所以如果只有半個地球，也就是只有東方、沒有西方的話，那麼現代科學會不會發展起來呢？當然，也一定會發展起來，正如西方諺語所說的：「就算哥倫布死在搖籃裡，美洲遲早也會被人發現。」

但是假如只有東方、沒有西方，那麼科學的出現顯然要晚得多

了。同時如果只有東方、沒有西方的話，這樣發展出來的現代科學也會與我們今天所學的完全不同。因為東方沒有《歐幾里德幾何學》這個框架結構，並且會形成完全不同的一個框架結構：一個東方的框架結構。那麼，東方的框架結構又會是怎樣的呢？

為了理解東方思維框架和西方思維框架之間的不同，我們可以從醫學上常用的兩個標誌說起（見圖12-5）。圖12-5左面是太極圖，是中國醫學思想的象徵，用太極圖來表達陰陽平衡以及兩者的互動關係。圖12-5右邊是一條銅蛇，是西醫的象徵，在歐美國家的許多藥房門口都可見到。

銅蛇也是源自《聖經》故事（見《民數記》21：4-9）。《聖經》上記載，當摩西帶領以色列人出埃及到了曠野時，遇到了許多毒蛇，很多人被蛇咬了。這時上帝叫摩西造一條銅蛇，掛在桿子上，當遭蛇吻的病人仰望這條銅蛇時，病就全好了。

從這兩個不同的醫學標誌中，我們很容易看出它們結構上的不同。太極圖不但表示一種平衡，也表示一種不停的循環運動，當「陰」發展到了極度，就產生「陽」的種子，並且不斷生長，一步一步地占據了主要的地位：但是當「陽」發展到了極度時，「陰」的種子又產生了，並且不斷生長，逐步占了主要的地位，如此反覆循環。所以，醫學的任務就是保持這種動態平衡，萬一失衡，就要調理。

但是在銅蛇所象徵的西方醫學思想中，並不存在著任何平衡、妥協或中庸的思想。反之，在這個象徵中，我們可以看到一張你死我活的圖像。所以又有人把現代西醫稱為「對抗醫學」（allopathic medicine）或「征服醫學」（conquering medicine）。顯然，這與中醫的基本思想完全不同。

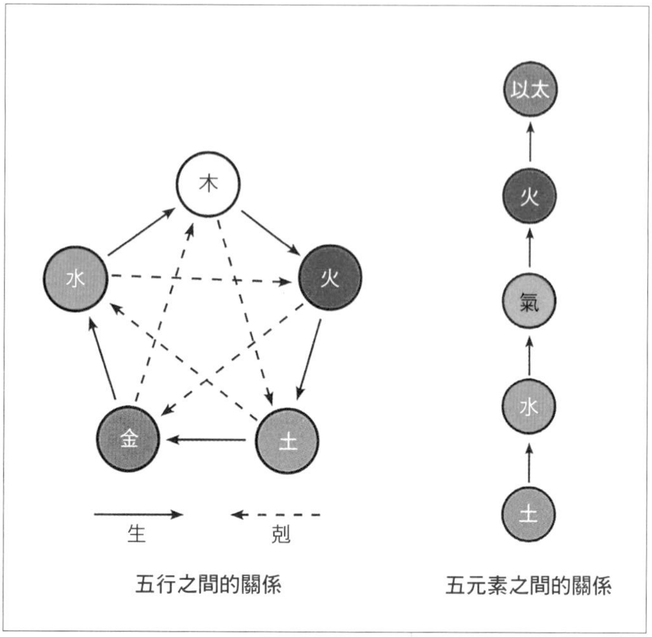

順便提一下，源自德國、有兩百多年歷史的古醫學「順勢醫學」（homeopathic medicine），也就是與「對抗醫學」相對，甚至相反的意思。二次大戰以後，順勢醫學曾一度在德國遭禁，直到1970年代才解禁。現在與中醫熱一樣，又成了歐美和印度一帶非常熱門的醫學。

從結構上來看，銅蛇是一種有頭有尾的線性結構，而中國的太極圖則是一種無頭無尾的非線性結構。不過，我們從中國的「五行學說」和希臘的「五元素學說」

五行之間的關係

五元素之間的關係

圖12-6 東西方思維結構的差異　圖左是中國的五行圖，彼此有不停循環的生剋交互關係，不是一種單純的線性關係。圖右是希臘的五元素，古希臘認為物質是由火、氣、土、水四種元素組成，天空則由第五元素「以太」構成，彼此只有單向的相生關係。

中，更容易看出東西方思維結構上的不同（見圖12-6）。值得注意的是，這兩種學說，都是對世界萬物不同的分類方法，以及不同的思維方式。

顯然的，古希臘的五元素學說是一種有頭有尾的線性結構（見圖12-6右），而古中國的五行學說（見圖12-6左）則是一種無頭無尾、循環不斷的非線性結構。

在古希臘的五元素學說中，只有「土生水、水生氣、氣生火、火生以太」的「相生關係」，一個比一個高，既沒有「相剋關係」，也沒有循環，用現代數學的言語來說，就是一種「線性關係」。

而在古中國的五行學說中，「土生金、金生水、水生木、木生火、火生土」的「相生關係」，用數學的言語來說，就是一種循環

關係，也是一種非線性關係。

同時在五行學說中，還有「土剋水、水剋火、火剋金、金剋木、木剋土」的「相剋關係」，用現代數學言語來說，同時還有另一種非線性的循環關係。而當現代科學從線性發展到非線性時，這兩種結構的差別就更有意義了。甚至可以看成是一種文化向另一種文化的轉換。

這兩種不同的思維結構，又直接影響到古代科學理論的框架結構。圖12-4代表了東西方兩種古典數學理論的框架。

圖12-4右邊是《歐幾里德幾何學》的框架結構，也是現代科學的框架結構。這種框架像一棵大樹，底部是樹根，稱為「公理系統」。然後，對所有的術語都一一進行嚴格的定義，避免所有可能的含糊之處。最後，基於這些公理系統和極為嚴格的邏輯推理，一步一步地推導出一系列的定理，就像一棵大樹的樹幹和許許多多的分枝。清清楚楚，有條有理。

圖12-4左邊是《易經》的框架結構，從某種意義上來說，《易經》就是中國的古代數學。甚至有許多人認為，《易經》的理論就是早期的電腦理論。同時，中醫的理論系統也完全基於《易經》的理論體系。所以，《易經》可以看成是中國科學理論的框架結構。

因此，假如地球真的沒有西半球、只有東半球的話，那麼現代科學的框架就不會用《歐幾里德幾何學》做範本，而是用「五行學說」和《易經》做範本，並發展出與現存的現代科學理論截然不同的現代科學理論。於是，這個現代科學理論再也不是像大樹那樣是線性的、有頭有尾的結構，而是一種充滿相互生剋關係的網狀結構。

當然，「地球上沒有西半球、只有東半球」只是一種想像實驗，以便探討科學中是否還可以有不同的思維方法。而現實世界是，在

我們現在生活的時代，西半球早就存在了；現代科學也早就在西半球發展起來了。所以，再建立一個純東半球的現代科學已經不是現實了。因此現實的問題是：我們有沒有可能把從東半球發展起來的「整體論思想」，與在西半球發展起來的「化約論思想」融合在一起，形成一種包含兩種思維模式的、新的、統一的科學理論呢？事實上，本書最後想討論的正是這個問題，尤其是本書的第五部。

複雜系統的研究

人類的認識總是從簡單到複雜，一步一步發展起來的。所以我們很幸運有一個西半球，有「化約論」和「拆」的思想，才能把問題簡化，從而使科學可以從簡單到複雜一步一步地發展。而科學發展到今天，簡單的問題都處理得差不多了，是開始面對複雜問題的時候了，也是開始要用到東方「整體論」思想的時候了。

舉一個簡單的例子，從1969年開始設立了諾貝爾經濟學獎，這意謂著，經濟這樣複雜的系統也要從科學的角度來研究。在這兒，傳統的線性方法和化約論方法就明顯地感到不足了。

其實，生命系統是比經濟更複雜的系統。因此如果再固守化約論的方法，大概也要變成一個人類思想史上的老骨董了。因為，越拆就離整體越遠了。

事實上，從1970年代開始，許多西方科學家已經開始腳踏實地面對複雜問題，並開始尋找新的思維模式。比如說，如何把一個系統線性化，曾經是訓練年輕科學家的一種基本手段；但是最近的三四十年，非線性問題卻成了科學中的時髦課題。同時，複雜問題的研究，也在科學界越來越受到重視。當然，醫學界的中醫熱和整體醫學熱，也是同一思潮的共同反映。

在研究「複雜問題」中，德國佛萊堡大學的哈肯教授是這方面的先驅。他在1970年代，提出了「協同學」概念。他不是像傳統那樣，把一個系統孤立或分離成許多無關的元件，而是把一個系統分成許多子系統，而且各子系統之間也不是孤立或分離的，而是有相互合作的關係。

幾乎與哈肯教授同時，還出現了許多其他的非線性理論，如災變理論、分歧理論、碎形理論、混沌理論等等。

災變理論指出線性理論的不足，並指出在一個非線性系統中，常有許多「奇異點」（singular points），往往也就是這個系統出現災難的地方。

分歧理論是研究非線性系統的「分歧點」（bifurcation points）。在分歧點上，會出現四兩撥千斤的神奇現象，只需用一點微小的力量就可決定一個巨大系統（例如一個國家）的發展方向。分歧理論的極端例子就是「蝴蝶效應」（butterfly effect），認為在某種特殊條件下，一隻蝴蝶翅膀的拍動可能在千里之外引起一場大風暴。

碎形理論是研究部分與整體之間的自相似性（self-similarity），而混沌理論則是研究「紊流」（turbulence）這種如萬馬奔騰一樣高度混亂和動態的系統。

現在，全世界已經有許多研究所在研究複雜系統。例如，德國馬堡大學物理系中就有一個「量子混沌實驗室」。而本書第三部第二章的圖8-12（見156頁）就是從該實驗室得來的。

思想融合

從上面討論中我們可以看到，化約論並不是唯一的模式，線性化更不是唯一的方法。而孤立和隔離的方法，侷限性就更大了。雖

然，化約論、線性化、孤立和隔離都曾經是極為成功的科學方法，但在面臨複雜系統研究和整體醫學研究時，就顯出其侷限性了。

從上面討論我們還可看到，東西方的思維模式是大異其趣，且各有優缺點。在全球化的今天，能不能融合東西方思維模式的優點，從而找出一條新的道路來呢？這是當今科學中的一個重要課題。

其實在全球化的今天，不但要考慮到歐亞大陸的東方和西方的思維模式之不同，也要考慮到歐亞大陸南方的思維模式之不同。思維模式的不同是一個很複雜的問題。在本書中，我們主要是從醫學的角度來看東方、南方、西方這三種不同的醫學思維模式。

中國人、希臘人、印度人對人體有三種完全不同的看法。這三種對人體的不同看法，自然發展出了三種完全不同的醫學觀點。

在希臘人眼中，人體內的骨頭架子是最重要的了。沒有骨頭架子，整個人就成了一灘肉，與章魚、水母一樣了。正確的骨架子，是健康的基礎。「正骨科」在西方也很流行，並認為人的許多病痛，都來自於某一骨頭或關節有點小小的錯位。

當然，人穿著衣服是看不到骨頭架子的，即便不穿衣服，但有皮膚、有肌肉的活人也看不到骨頭架子。老實說，我們從來就沒有看到親戚朋友的骨頭架子，那些骨頭架子只在我們的腦袋裡。所以，骨頭架子其實往往不是真的存在於希臘人的「眼中」，重要的是在希臘人的「心目中」。

雖然我們從來沒有見到過活人的骨頭架子，但是屍體的骨頭架子還是不難看到。所以深受希臘文化影響的西方醫生，真的很喜歡解剖死人。現代西醫最早是從英國發展起來的，當時的醫生非常想解剖死人，而當時的教會又不允許，於是物以稀為貴，屍體的買賣就與今日的海洛英買賣一樣，成了非常有利可圖的黑市交易。

　　想要看到希臘人心目中的骨頭架子已經不太容易了，而要看中國人心目中的「經絡」，那就更難了。不要說在活人身上看不到，就是在死人身上也看不到。這也難怪那些反對中醫的人說：「經絡是中國古人面壁虛構出來的東西。」

　　看不見摸不著的經絡已經夠讓人煩心的了，而說也說不清楚的「氣」則更讓人丈二和尚摸不著頭腦。中醫說的「氣」，顯然不是空氣，更不是氮氣、氫氣、氦氣等，也不等於現代科學中的能量。既可以說什麼都是氣，也可以說什麼都不是氣。這也難怪那些反對中醫的人說：「中醫是一種玄學。」

　　然而，中醫最玄的還是「和諧」這個東西，真是玄之又玄。當今的中國，面對無數巨大的社會矛盾和緊張，人人都在高呼要和諧，可是誰也不知道到底什麼是和諧。也許，和諧就是人人見面打哈哈吧！那麼，「台上打哈哈，台下比拳腳」算不算和諧呢？所以，和諧這個東西，政治家拿來哄哄老百姓倒是管點用。但是，要把它當成一個嚴肅認真的醫學和科學問題來考慮，到底行不行呢？

　　說到底，印度人的想像力還是比中國人好。印度人心目中的「脈輪（光輪）」，就與中國人心目中的經絡一樣，不但在活人身上看不到，就是在死人的身上也找不著。所以，這也是一種好像很玄的東西。更玄的是，印度人還認為人有七層身體。肉眼能看到的只是第一層身體，那麼其他六層身體是什麼呢？當然，印度人早就幫這七層身體一一取了名字。問題是，從現代科學的角度來看，要如何來看待和理解這神祕的七層身體呢？

　　或者，我們更廣義地來說，在這三種不同的醫學思維模式中，西醫和現代科學只是沿著希臘人的思維框架在發展。在這個發展過程中，完全沒有受到中國古人和印度古人所發展出來的思維模式的影

響。過去幾百年，隨著全球化過程的步步發展，中國的醫學模式和印度的醫學模式不但受到西醫和現代科學的批判，甚至受到歧視。但是，在過去幾十年間，中國和印度的醫學模式已經對現代科學產生了強烈的挑戰。

這種挑戰，其實也是文化的融合過程。短時間來看，文化的融合過程是痛苦的過程，但是從長遠角度來看，不同文化的融合是會產生新的、更為美好的文化。醫學和科學做為文化的一部分，當然也會大大受惠於這種文化的融合。

事實上，在過去的兩三千年中，歐洲的文化就是經歷了這樣的文化融合，並且大大受惠於這樣的文化融合，才使得今天的歐洲文化成了全球的主導文化。中國有句老話「溫故而知新」，以個人來說，能常常總結過去的經驗，會對今後的人生道路大有好處；就一個社會來說，能常常總結過去的歷史，也會對今後的發展大有好處。所以為了能更好地發展醫學和現代科學，我們也有必要從整個人類文化發展歷史的角度來看醫學和科學的過去、現在和將來。

三大文化圈的古往今來

在遠古的歲月中，由於交通不發達，不同地區的人類各自發展出各具特色的文化，從而使這個地球更為豐富多彩。前面已經提到，在七千年前至五千年前，整個地球上約有二十種不同的古文明。但是在漫長的歲月中，許多古文明相繼消失了，最典型的是美洲迷人的印加文化和馬雅文化，對現代社會已經不起作用，更難影響到人類的將來。在現代文明的衝擊下，澳洲古文明也消失了。只有歐亞大陸（包括北非）上的古文明不但沒有消失，還在過去的兩、三千年中不斷發展，深刻地影響著人類的今天；而且，必定會深刻地影

響著人類的明天。

相對來說，在這三大文化圈中，印度文化圈最簡單，因為變化最少。反之，中東、歐洲文化圈最複雜，變化也最多、最大。所以，我們就先討論印度文化圈，接著討論中國文化圈，最後再討論中東、歐洲文化圈。

印度文化圈

印度文化史之所以最簡單，其中一個原因是歷史資料最少，而且最不可靠。這是很可笑的原因，但也是不得不面對的現實。第二個原因是印度文明史的變化最小。儘管印度一直受外族人的侵略、占領和統治，先是亞利安人（Aryans），再來是穆斯林，最後是英國人；但古印度文化的影響，今天仍在日常生活中處處可見，當然更活在印度人的腦中和心中。與中國相比，印度也沒有出現中國秦漢以及後來兩千年那樣，對自身古文化的巨大摧殘。所以，至今印度人還是將印度古文化這個巨大的文化骨董保存得很好。

從文獻上來看，印度的古文化最早可以追溯到約三千五百年前的《吠陀經》，與《摩西五經》成書時代相似。但是，《摩西五經》帶有很強的歷史色彩，還可以向上再追溯上千年，甚至更遠；而《吠陀經》只是一本詩歌集，無法再往上追溯了。所以，印度人認為他們只有三千五百年的歷史，就如希臘人常認為他們的歷史是從奧林匹克開始，實際上遠遠不止。

其實，《吠陀經》還不是正宗的印度人寫的，而是亞利安人寫的，也包括後來的《梵書》和《奧義書》等。亞利安人的來源也不清楚，可能是伊朗、義大利等地，甚至是北歐的日爾曼人。總之，這是第一批入侵印度的外族人。然而，從《吠陀經》、《梵書》和

《奧義書》等經典作品中反映出來的哲學和世界觀來看，與亞利安人的歐洲，甚至中東的表親都完全不同，顯然是吸取了當地更早的古文化，即古印度河流域的文化。

雖然亞利安人在記載美麗的古印度文化中功不可沒，但做為少數的外來民族統治多數的當地人，他們發明並建立了極為醜惡的「種姓制度」，按照皮膚的顏色把人分成四個等級，這比儒家按官銜、按男女、按輩分把人分成等級更為惡劣。雖然從1947年起，印度法律正式廢除了種姓制度。但是幾千年的影響，還是在當今的印度社會中留下了深深的負面烙印。

要說印度文化最美的部分，還是最原初的「非暴力」（殺戒）、「再生」（輪迴）和「因果報應」（業）等思想；當然還有古醫學中所提到的佛光、脈輪和七層身體等等。這些思想將會在今後的世界發出亮麗的光彩。

其中佛光、脈輪和七層身體等等都是本書所討論的內容，將會對醫學和科學的進一步發展產生非常深遠的影響。從這樣的眼光來看，本書只是拋磚引玉，想讓更多的人（尤其是年輕的讀者）看到這個美好的未來，為醫學和科學的發展做出更大的貢獻。

中國文化圈

印度文化中的非暴力（殺戒）、再生（輪迴）和因果報應（業）等思想，早已隨著佛教的傳播和平地進入了中國，並深深地融進了中國的文化之中。甚至當中國人說到中國文化就是「儒、釋、道」三塊時，已經完全忘了「釋」原本不是中國文化，而是印度文化，而且是源自於印度古文化中最古老的哲學部分。

更值得注意的是，在儒、釋、道三家之中，「道」才是最正宗的

神州古文化。雖然《道德經》只有兩千五百年的歷史，但道家的哲學思想早在《易經》中，甚至在後來的《黃帝內經》等醫學中發揮影響力。司馬遷在《史記》中云：「文王拘，而演《周易》。」這樣算來，周易距今只有三千年的歷史，然而，近代考證卻認為，《易經》最初的形成應該在四千年前。

另一方面，成書於兩千五百年前的《道德經》，只是道家思想在中國的發展接近尾聲時的產物。老子哀歎「大道隱去」而西出函谷關，離開了中原大地。於是，神州大地就變成了龍爭虎鬥的地方。

然後就是「秦皇漢武」，出現了高度中央集權的帝國。為了軍事上的強大和中央號令的暢通，諸子百家中的儒家被欽定為國教。於是「廢黜百家，獨尊儒術」，中國進入了高度政教合一的時代。中國的政教合一，遠遠高於歐洲的政教合一。

歐洲當時的教宗雖然有神權，但沒有軍權和政權；而各路諸侯，也就是眾多的國王，雖然有軍權和政權，卻沒有神權。因此國王打下了江山，還必須有教宗的加冕才有神聖的光環；而教宗和眾多的主教、神父等，又要靠國王手中的行政系統和軍隊去收百分之十的教會稅。顯然，這樣的政教合一是很不和諧的，雖然常常能相互配合，但也常常相互鬧矛盾。

反之，自從儒家成了中國的國教之後，中國的皇上就是真命天子，也就是全國唯一可以稱為神的兒子的人，是神的唯一代表，擁有神權；同時又是全國最高的行政長官，握有政權與軍權。這樣的政教合一沒有矛盾，比歐洲的中世紀要和諧多了。於是從「秦皇漢武」，尤其是從漢武帝開始，中國進入了兩千年的文字獄時代。在司馬遷之後，再也沒有敢說真話的歷史學家。從那時開始，中國也進入了萬馬齊瘖、沒有新思想、不出思想家的黑暗時代。

當然，我們也不能說儒家一無是處。首先，自從漢武帝推行「廢黜百家，獨尊儒術」之後，中央的號令就十分暢通，省得地方諸侯七嘴八舌，不和諧而亂了套。更重要的是，儒家思想中嚴格的等級體制，極為有利於軍事行動。所以從漢武帝開始，就解決了多年匈奴的騷擾，並大大地擴展了疆土。因此，中國不但沒有像印度那樣老是當外族人的臣民，反之，倒是用儒學成功地同化了外族人。

儒教的成功與伊斯蘭教的成功有許多相似之處。伊斯蘭教也使得飽受外族人欺負的阿拉伯人統一起來，強大起來。不但在對外的擴展疆土中取得了極大的成功，內部管理也與兩千年的中國一樣，統一思想、男尊女卑、上下有別等等，管理得井井有條，十分和諧，當然這得看你對和諧如何定義了。同時這種軍事上的強大、內部的井井有條，以及所謂的和諧是要花代價的。那就是犧牲思想的自由，犧牲人身的自由，甚至犧牲人的尊嚴。

這樣看來，歐洲有過一千年無思想的「中世紀」，伊斯蘭國家有了一千四百多年無思想的「中世紀」，而中國卻有了兩千年無思想的「中世紀」。不過，這也不要緊，遲熟的果子往往品質更好。現在的中國已經進入了中世紀的末期，所以我們可以說神州的文藝復興也就不遠了。

歐洲的中世紀末期，也是經濟步步起飛的時代。中世紀之後，就迎來了碩果纍纍、美不勝收的文藝復興，迎來了導致深刻思想變化的宗教改革，確定了人人都是真命天子的信念，這就是本章最前面所引用的美國歷史學家斯塔夫里阿諾斯所說的：從「文藝復興的義大利」到「伊莉莎白時代的英國」這個偉大的時代。

在人人都是真命天子的原則下，上智下愚、男尊女卑、君臣父子等等一系列的等級觀念就不管用了，於是在英國就不得不透過和平

的「光榮革命」，建立了世界上的第一個現代民主體制。於是，「工業革命」和「科學革命」都在英國誕生了；而工業革命和科學革命又改變了整個世界。所以，在中國「中世紀」的末尾，我們很容易看出，緊接著的時代應該是怎樣一個美麗的「黃金時代」。

中東、歐洲文化圈

最後，我們要再討論一下中東、歐洲文化圈。儘管我們可以很妥貼地把歐洲文化稱為「兩希文化」（希伯來文化和希臘文化），但是從表12-7中可以看出，希伯來文化和希臘文化都不算是最原初的古

表12-7 三大文化圈的古往今來。

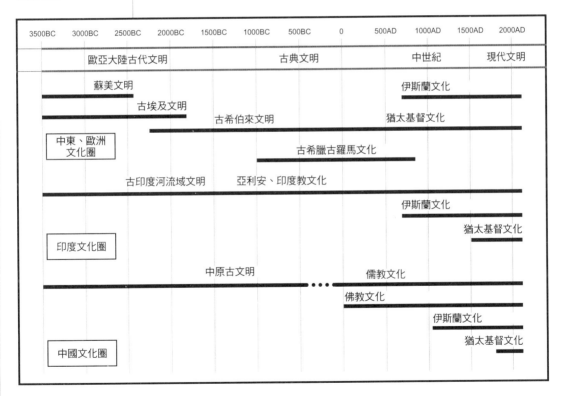

文化。

在這個文化圈中，最原初的倒是兩河流域的「蘇美文化」和尼羅河流域的「埃及古文化」。從地理上來看，這兩個地區的文明都太容易受到遊牧民族的入侵和破壞。因此早在古典時期，在歐亞大陸東方的「華夏文明」出了老子（西元前601-前531）、孔子（西元前551-前479）和莊子（約西元前369-前286）這樣的思想家；南方的「印度文明」出了釋迦牟尼（約西元前563-前483）這樣的大師；西方的「古希臘文明」出了蘇格拉底（西元前470-前399）、柏拉圖（西元前427-前347）和亞里斯多德（西元前384-前322）這樣的大哲學家；反觀蘇美文化和埃及古文化卻都已經衰落了。

然而，蘇美文化和埃及古文化中許多美好的東西，卻透過地中海地區的人員流動和文化交流，被希伯來文化和希臘文化所吸收並發揚光大，逐步成了整個歐美，乃致今日整個世界的主流文化。

從亞伯拉罕算起，希伯來文化最多只有四千年歷史。希伯來人又稱猶太人或以色列人，是個深思並愛窮根究底的民族。四千年前，希伯來人從兩河流域移民到伽南（即現在的以色列）。從地理上來看，以色列就是處在蘇美文化和尼羅河文化這兩大古文明之間的通道或橋樑的位置上。

希伯來文化最初起源於兩河流域的蘇美文化，四千年前移民到以色列。兩百年後又移民到埃及，在那兒住了四百年，又深深受到了尼羅河文化的影響，然後再次移民到以色列，逐步形成了獨特的希伯來文化。所以，希伯來文化吸收了兩河流域的蘇美文化和尼羅河文化這兩個最古老文明的豐富營養。

從摩西（約西元前1526-前1446）到瑪拉基（約西元前440-前430），又幾乎花了一千年時間，才逐步形成了極為獨特和系統性

的希伯來文化，並用希伯來文寫成了《舊約》，極為清晰和嚴格地
表達希伯來文化的世界觀和信念。《舊約》嚴謹的寫作風格，為整
個歐洲，乃致整個人類的歷史學寫作，提供了最忠實、最客觀的歷
史記錄典範。

附帶說一下，希伯來文化對史實的尊重，正巧與印度文化對真實
世界的忽視，形成鮮明的對比。無論是《舊約》或《新約》，對許
多歷史人物和故事的細節記載，常常令人驚訝，同時也非常禁得起
考古學的嚴格檢驗。反之在印度，甚至對釋迦牟尼這樣的重要人
物，都搞不清是哪年生哪年死；在不同的印度權威文獻中，誤差可
大到一百年之久：一說是西元前624年到前545年，另一說則是西
元前563年到前483年。本書只好任意選了後者，為的是與其他古
典時期的哲學家靠近一點。

更令人驚訝是希伯來人面對自己民族醜聞的勇氣，這在全世界更
是獨一無二。例如，大衛王是希伯來人心目中最偉大的民族英雄，
在《舊約》中卻極為詳細地記錄了大衛王如何勾引有夫之婦，又如
何設法謀殺她的丈夫等等醜聞細節。更值得注意的是，《舊約》可
是希伯來人的聖書，是一本神聖的書呀！要是中國人也能這樣勇
敢，司馬遷的命運就完全不一樣了。要是日本人也能這樣勇敢，他
們現在對二次大戰的態度也完全不一樣了。

這種勇敢面對歷史的態度是希伯來文化的精華，而這也是受希伯
來文化影響的西德前總理勃蘭特（Willy Brandt，1913-1992）能
在波蘭集中營前面當眾下跪的原因，而日本天皇顯然就沒有這樣的
勇氣。問題是，中國人要到哪一天也具有這樣了不起的勇氣呢？

這種希伯來文化，不但為後來的歷史學家樹立了好榜樣，後來又
成了科學界的優良傳統：科學精神。正如當代英國科學哲學家波普

爾（Karl Popper，1902-1994）所說的：「科學也許是人類文化中唯一的知識系統，能夠不斷地進行自我批判，並且常常能在不太晚的時候改正錯誤。」所以，只有具有這種自我批判勇氣的，才是真正的科學。

在西元三十年到七十年期間，保羅又把希伯來文化和耶穌基督博愛和寬容的思想，從中東帶到了歐洲。當時，希臘文已經成了整個羅馬帝國的通用語言，其地位相當於今天的英語。所以，保羅和他的希伯來同伴用希臘文寫成了《新約》。

在某種意義上來說，《新約》就是希伯來文化和希臘文化第一次匯流的產物。後來，《新約》又與《舊約》放在一起，就是我們今天看到的《聖經》。這是對歐美文化，乃致對整個人類文化影響最大的一本書。

希臘人又稱「赫楞人」（Hellenes），是個既深思又務實的民族。希臘境內山巒重疊，幾乎沒有平原，很難形成束縛人民思想的中央集權帝國，倒是形成了許多獨立的小「城邦」。所以希臘人思想歷來自由，世界上最早的民主體制就是希臘人發明的。希臘又緊臨愛琴海，海岸線很長，所以希臘人旅行和經商非常方便，見多識廣、眼界開闊。希臘離蘇美文化、尼羅河文化和波斯文化這三大古文明都很近，可以從中吸取許多營養；但又不是靠得太近，又有可能發展出自己的獨特性。所以在蘇美文化、尼羅河文化和波斯文化這三大古文明衰落的時候，也就是在「古典時期」，古希臘文明卻升起來了，成了西方世界耀眼的明星，可以與古老的華夏文明和印度文明相媲美。

古典時期是個迷人的時代，在歐亞大陸的東方、南方和西方，同時出現了一群傑出的思想家。有趣的是，當時交通很不發達，所以

也沒有開過什麼國際哲學家大會，為什麼這許多大思想家幾乎出在同一時代，是個非常有趣的問題。

當然，正因為古代交通的不發達，有可能讓東方的哲學家和西方的哲學家產生完全不同的思想方式和不同的思維框架。但重要的是，不同文化的碰撞和匯流，常常是碩果纍纍。當希伯來文化和希臘文化碰撞和匯流時，也是這樣。

前面已提到，希伯來文化和希臘文化的第一次匯流產生了《新約》。《新約》是十幾個猶太人寫的，用的卻是希臘文。就如十幾個中國人一起寫了一本書，用的卻是英文，也算是歐亞兩大文化的一種匯流吧！但《新約》的真正意義，卻不在這兩種文化的本身，而是在《新約》給人類帶來了耶穌的新思想：博愛、寬容、尊嚴。「博愛」包括愛你的仇敵，「寬容」包括為逼迫你的人禱告，「尊嚴」則包括人人都有成為神的子女的權柄，也就是人人都有像「真命天子」一樣的權柄。這真是人類歷史上最大的事件。所以西元從這時開始，也是相當合理的，因為只有從這時開始，人類才第一次知道人人都可以同時成為「天子」，人人都有極高的尊嚴。

黃金時代的開端

希伯來文化和希臘文化的第二次大匯流，則是一千多年以後的事了。事情的一個重要誘因是聲名狼藉的「十字軍東征」（1096-1291）。從軍事上來看，十字軍東征幾乎可以說是一敗塗地，其他方面也是敗筆累累。也許，唯一給歷史帶來正面影響的事，就是無意中搶回了大批古希臘的文獻。這個事件誘發了文藝復興，甚至文藝復興這個口號也源自於這個事件。

在羅馬帝國的初期，希臘文化享有很高的地位。所以，希臘人的

地位也很好。然而三百年後，天主教成了羅馬帝國的國教，於是「廢黜百家，獨尊天主」，就有了跟中國相似的文字獄。在這場文字獄中，希臘文化自然就被看成是異端邪說，希臘人不想受迫害，就只好逃亡；因此大批古希臘文獻也隨之流落海外。一千年過去了，歐洲人漸漸忘了蘇格拉底，忘了柏拉圖，忘了亞里斯多德，也忘了古希臘美麗的雕刻、繪畫、詩歌、戲劇、哲學、科學、醫學等等。

所以當十字軍搶回大批古希臘文獻時，整個歐洲都被撼動了。當時輝煌的古希臘文化好像給思想沉悶的歐洲帶來了一種耀眼亮光，讓人們感到古代的歐洲文化要比當時美多了。於是，就有人提出了「復興古希臘文化」的口號。

那時正處在中世紀後期，一方面資本主義已經開始在歐洲興起，新興的資產階級以及有關的階層要更多的權力、更多的自由；而另一方面，一千多年的政教合一，已經使得羅馬教廷極為腐敗。結果是，一方面，新興階層要求變革；而另一方面，既得利益者要竭力抵制變革。當然，衝突就不可避免了。從1321年但丁《神曲》的發表，到1689年英國的「光榮革命」，衝突持續了三百多年。這個衝突常被稱為「文藝復興」和「宗教改革」，外層是文學和藝術的變革，內層則是人類思想深處的變革。

「文藝復興」的開始是以義大利詩人但丁（Dante，1265-1321）為代表。他寫的長詩《神曲》包括地獄、煉獄、天堂三部分，描寫在經過地獄、煉獄、天堂的一路上，但丁和所遇到的有名靈魂交談，包括歷史上好的和壞的許多著名人物，他將自己欽佩和厭惡的人物分別納入各部之中，並將他痛恨的人（包括當時的教宗），全都打入了地獄。在當時，要教宗下地獄，那真是極為危險的言論。

「宗教改革」開始的代表人物是英國牛津大學的神學教授威克里

夫（John Wicliffe，1330-1384），他主張聖經的權威高於教會，信徒應信服基督而非教會。教宗對威克里夫的理念以及教訓當然深惡痛極，因此在他死後三十年舉行了康斯坦茨大公會議（Council of Constance），頒發了這樣的諭令：「本神聖會議表明立場，並宣告威克里夫乃聲名狼藉之異端者，至死頑梗不化，不但被逐出教會，而且所有對他的追思都是有罪的，當將他的骸骨挖出，丟在教會墓園之外，與其他忠誠之死者以示區別。」

宗教改革開始的另一位重要人物，是布拉格查理大學的校長胡斯（John Hus，1372-1415）。他受威克里夫影響，也宣揚類似的觀點，並對後來的馬丁・路德（Martin Luther，1483-1546）和喀爾文（John Calvin，1509-1564）等人影響很深。當時的教宗約翰二十三世，取消胡斯的教籍，最後甚至以異端名義將他關進監牢中。經過長達八個月的監禁折磨，胡斯面容憔悴、身體虛弱，最後被綁在火刑柱上燒死。

文藝復興和宗教改革中的故事實在太多了。這兒只舉了三位先驅，只是想說明變革之艱難。正如美國歷史學家斯塔夫里阿諾斯教授對所謂黃金時代的描述：「因為偉大的時代，顧名思義就是轉折的時代。這是急劇變革的時代，其時舊觀念和舊制度遲遲不願退出歷史舞台，而新觀念和新制度則逐漸而痛苦地成長起來。」這就是偉大的時代，這也是黃金時代。

文藝復興和宗教改革的歷史太長了。有人從但丁《神曲》的出版（1321年），算到本章開頭斯塔夫里阿諾斯教授所提到的「伊莉莎白時代的英國」（1558-1603），也就是新教在英國的確立，約花了兩百五十多年。有人則一直算到英國的光榮革命（1688-1689）後所建立的第一個現代民主體制，約三百多年。總之，那確實是一段

極為漫長又非常痛苦的歷史時期。

　　儘管那個黃金時代又痛苦又漫長，但是最重要的是，那個黃金時代真正確立了人人都可以是「真命天子」的思想；而人人都可以是「真命天子」的信念，又必然導致民主體制的出現。這種思想和體制的巨大變革，必然導致人類的思想解放；而思想解放又充分地發揮了人們的聰明才智；聰明才智的發揮又導致了大批發明家和科學家的出現，導致了工業革命和科學革命在人類的第一個新教國家（即英國）出現了。於是，歐美文化（也就是兩希文化）就成了全世界的主導文化。這不是偶然的，可以說是歷史的必然。

　　工業革命不是本書的主題，但科學革命卻正是本書的主題之一，尤其是科學革命與兩希文化的關係。上面已經討論過了，現代科學是兩次兩希文化匯流的產物。下面還要討論，現代科學同時也是兩希文化的組合。

　　現代科學可以分成兩部分：科學精神和科學方法。

　　科學精神是窮根究底的精神，「為什麼？」接著「為什麼？」刨根究底，沒完沒了地老問下去。也就是對真理的孜孜追求。科學精神又稱為「希伯來精神」，因為主要源自於希伯來文化。

　　科學方法代表了嚴格、系統、客觀、理性、邏輯、數值等等。科學方法又稱為「希臘方法學」，因為主要源自於希臘文化。

　　由於現代科學的成功，導致技術、工業和經濟的成功，而經濟和技術的成功又導致了最近五百年來歐美文化在軍事上的成功。由於軍事和經濟上的成功，歐美文化成了當今的主導文化。其他各文化，不管對歐美文化是愛還是恨，都紛紛到歐美學習現代科學和先進技術，並把科學技術的知識帶回祖國去。換句話說，兩希文化已經成了今日世界上的主導文化，至少在科學技術方面，當然也包括

醫學。

然而，就如前面所說的，現代科學是由科學精神和科學方法兩部分組成的。顯然，科學方法又好教又好學，因為希臘式的思維方法真是又清晰又有條理，既好表達，又好理解、好掌握。反之，科學精神既難教，更難學，就如老子所說的：「道可道，非常道。」老師說不清，學生更聽不懂。

於是那些去歐美國家學習科學技術的，極大多數就出去學回了科學方法這「皮相」的一層，而沒有學到「精神」的那一層。更糟的是，這些只學會科學方法的人，回國以後又把科學方法捧上天，捧上了神壇，捧成了一個巨大的偶像，讓大家頂禮膜拜。於是生氣勃勃的、富有探索精神的、富有自我批判精神的、美麗的現代科學，就變成了僵化的、面目猙獰的「四大金剛」，站在廟門口，揮動著大棍子，凡是不符合我這個理論框架的，統統打死。

所以當中醫的理論框架與希臘式的現代科學理論框架發生衝突時，常常聽到的問題是：「到底中醫科學不科學？」「怎樣來證明中醫也是科學的？」卻很少聽到：「中醫給科學帶來了怎樣的新問題？」「中醫給科學帶來了怎樣的挑戰？」更少聽到：「怎樣從中醫的實踐中看到現代科學中所存在的不足？」「如何透過中醫的研究，進一步發展現代科學？」……。而最後一個問題，正是你手中這本書所討論的主題。

我們再從文化的角度來看這個問題。直到目前，現代科學主要是兩希文化的產物，並包括兩部分：希伯來精神及希臘方法學，而不包括古老的華夏文明和印度河文明。然而精神是永恆的，方法卻是可以選擇的。所以重要的是，我們能不能把「希伯來精神」與「古華夏方法」或與「古印度方法」結合，從而進一步推動現代科學的

發展呢？

　　從醫學科學的角度來看，也許我們可以這樣簡單地說：希伯來文化給人靈魂，希臘文化給人血肉的身體，華夏文化給人生命的氣息，而印度文化則給人生命的輝光。

　　在文學作品中若能把一個人寫得有血有肉，好像已經相當了不起了。但是如果你再細細想一想，如果一個有血有肉的身體，卻沒有氣息，也沒有輝光，更沒有靈魂，那是什麼呢？那就是行屍走肉。這也就是我們單單用希臘式的思維方式所看到的人。

　　所以，我們只有把希伯來文化、希臘文化、華夏文化和印度文化都結合起來，才有可能對我們自己有一個更為完整的認識，也才有可能對這個世界有一個更為完整的圖像。

　　事實上，你手中的這本書，尤其是後面整整的三章，就是這樣一個多種文化碰撞及匯流之後的產物，也就是用整體論思想，科學地、定量地來測定「和諧」、「美麗」等整體性的宏觀概念，以「美的度量」來豐富這美麗的黃金時代。

　　所以，這本書一方面介紹了相關的物理學知識，從現有物理學的角度來看待古老的中國醫學和印度醫學；另一個更重要的方面，則是希望讀者能看到，當古老的華夏文化、印度文化和現代科學相碰撞的時候，會產生怎樣美麗的花朵。

　　這就是黃金時代開始的產物。所以，本書的真正目的是想拋磚引玉，同時用這個磚塊來敲開一扇新的大門，讓許許多多的人能進入一個嶄新的、更寬闊也更美麗的科學殿堂。

第五部

和諧之美

第一章：美的度量

繪畫是對大自然的模寫，那麼音樂是對什麼的模寫呢？

柏拉圖（西元前427-前347）

黑龍江中醫藥大學的劉中申教授是我的好朋友。記得那是1986年，他出差到杭州參加學術會議。當時的杭州大學（即今天的浙江大學），每星期都有一次跨學科的學術討論會，我趁機邀請他來討論會中做一個學術報告。

他是藥物學家，研究的對象是中藥，就如他的同行一樣，主要用的是分析方法，用液相色譜、氣相色譜等層析技術對草藥的成分進行分析。一般來說，一種藥物能分成幾千種成分。然後再針對各個單一成分一一進行試驗，從而找出哪一種成分是起決定性作用的成分。然後，再確定這種成分的化學結構，就可以在實驗室和工廠裡人工合成。這樣就可以大批量產，比天然的草藥便宜多了。

這種研究方法可以說是當時（也是當今）研究草藥的標準方法。當然，這也是典型的「化約論」的方法，而且也是一種相當成功的方法。事實上，許多新藥物就是採用這種方法發現和發展出來的。

天然藥物是音樂而不是機器

不過劉中申教授說，儘管在許多情況下這種分析法很成功，但是有的藥物，尤其是「進補」藥物，就是找不出決定性的成分。他們認為有些藥物的作用是許多成分的組合結果。

劉中申教授的一席話，讓我們學術討論會的成員感到非常有趣。當時，我們正在討論化約論在生物學和醫學中的問題。這個討論會的成員都相當年輕，大有「糞土當年萬戶侯」的氣勢，對任何權威都敢於批評和取笑。我們得出一個結論：這種研究中藥的方法，就

好像是用化約論的方法研究音樂，把音樂分解成一個一個的音符，並想找出哪個音符是決定性的音符。也就是說，只要有這個音符，就能奏出悅耳動聽的音樂。比方說，如果我們能找出莫札特的音樂就是好在「Do」上，而貝多芬的音樂就好在「La」上，那麼問題就簡單了。

顯然，用這種方法來研究音樂是有點荒唐。但是全世界成千上萬的生物學家研究有機體時，就是用這種方法。

但另一方面，我們也不應否認，這種研究音樂的方法也曾經大獲成功。例如，當生物學家和醫生研究傳染病時，用的就是這種方法。他們把病人痰液中或大小便中的細菌進行分類，並且分之又分，直到找到某一種細菌，並證明只有這種細菌才是決定性的致病因素（稱為病原菌），其他的細菌都是無辜的。那麼就可專門生產疫苗或藥物來殺死這種病原菌，就如精密控制的導彈一樣。

其實，這也就是一種非常典型的化約論思想。如本書前面所提到的，西醫中這種深植人心的化約論思想是源自法國的哲學家和數學家笛卡兒，表現在他的名著《人即機器》中。既然人是機器，那麼瞭解機器的最好方法就是「拆」。當我們瞭解了機器中的每個零件及其功能後，也就瞭解了整部機器。

當代西方醫學中的一個典型例子，即本書第二部第一章所提到的：「在醫療發達的西方國家中，許多病人都有過這樣的經歷：他們因為頭痛或其他一些身體不適去看醫生。如同常規一樣，醫生用許許多多的先進儀器對病人先做了全面精密的檢查，得到了一大堆化驗報告。醫生看完了這一大堆化驗報告後，笑咪咪地說：『所有的指標都正常，您很健康，可以回家了。』」

這種叫人哭笑不得的結論，好像是病人在說謊。那麼在這種情況

下，如果你是病人，又會怎麼想呢？

當然，這些被西醫客客氣氣趕出來的病人，只好去找一些什麼替代療法，如針灸、草藥、水療、熱療、順勢療法等等。於是，許多古老的醫學又復活了。值得注意的是，許多古老的醫學都是整體醫學，其中最典型的是中醫。在中醫理論中，充滿了陰陽平衡、和諧、天人相應、辨症施治等等的整體論思想。而在「人即機器」這種哲學中，幾乎完全沒有這些整體論的思想。

當然，化約論也並不是一無可取。前面的例子中提到，所有的指標都很正常，這點還是很重要。就如在一個交響樂團中，每件樂器都正常、每個樂師都能正確地演奏一樣，這仍是保證演奏成功的基本條件。

用數學家的語言來說，這是「必要條件」，但不是「充分條件」。這必要條件與充分條件之間的差別，就是整個樂團的密切「合作」與「協調」。

所以，合作與協調就是整體論思想的關鍵所在。因此，如何科學地、定量地從整體論的角度來研究有機體，就是如何科學地、定量地來研究、測定和計算合作與協調的程度。

無序、有序及和諧

其實，從化約論一步一步地走向整體論，已經有三、四十年的歷史了。1970年代，普里戈金就提出了從「無序」（disorder）走向「有序」（order）的思想。而音樂顯然不可能是一種無序的結構，必定有某種有序東西在裡面（見圖13-1）。同樣的，許多生物學家和醫生也相信，有機體是高度有序的。

從無序到有序，是從化約論走向整體論的重要一步。但是對交響

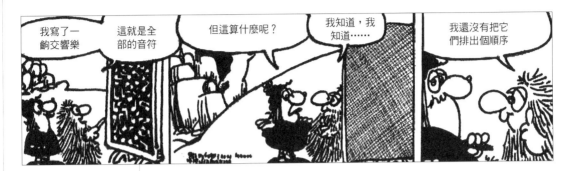

圖13-1 無序就不成音樂，只有一個個的音符不是音樂。

樂或有機體來說，這還不夠，因為並不是有序越高越好。無論是對音樂或對有機體來說，最佳的狀態既不是「混沌態」或「無序態」（chaotic state），也不是「高度有序態」（perfect ordered state），而是「相干態」（coherent state）。我們可以用簡單的語言來說明無序態、有序態和相干態這三者之間的差別。

「無序態」中的元素有如幼稚園中的小孩子，當老師不在場時，沒有統一號令，也不知道怎樣相互合作。所以，他們會各自為政。用數學物理學的語言來說，幾個孩子就有幾個自由度（degrees of freedom）；也稱他們處於「高度無序態」。

「有序態」中的元素有如儀仗隊中的士兵。高度合作、統一行動，所有的人就像只有一個人一樣。用數學物理學的語言來說，整隊士兵只有一個自由度；也稱他們處於「高度有序態」。

至於「相干態」中的元素，則像芭蕾舞中的演員。當芭蕾舞演出非常成功、非常優美時，每個演員都會成為一個獨立的、美麗的圖像，然而把任何兩個演員或任何幾個演員放在一起看時，仍是一幅又美麗又和諧的圖像。換句話說，各個演員之間的合作和協調度都非常好、非常和諧。這時，用數學物理學的語言來說，n個演員就有$2^n - 1$個自由度。

更重要的是，這個整體圖像還不是靜態的，而是動態的。所以相干態不是靜態的，而是動態的。

從聲學角度來看，音樂是許多不同頻率的組合，包括空間的組合與時間上的組合。當然，我們可以容易地用化約論的方法來研究音樂。例如，幾乎所有的音樂都可寫成樂譜，而樂譜是一個個音符的組合。用化約論的方法，我們還可以把單個音符進一步分解成許多不同的單一頻率的組合（見圖13-2）。

在這許多不同的單一頻率的組合中，有個頻率我們稱為「基頻」（fundamental frequency）。例如，音符A的基頻是440赫茲，而音符C的基頻是524赫茲。

除了基頻之外，單一音符之內還有許許多多的「泛音」。這些泛音一般是基頻的整數倍，即1倍、2倍、3倍……。不同的樂器有不同的泛音組合，音樂家把它們稱為「音色」。根據不同音色，我們可以區別不同的樂器，以及區別不同的人在唱同一首歌。

顯然，一曲和諧的音樂絕對不可能是無序態，如圖13-1的音符組合只能產生一片噪音。但也不能是高度有序態，如果所有的音符和音頻都整齊劃一，就如儀仗隊中的士兵，這也不能算是音樂，只是一種單調的叫聲。

那麼，什麼是相干態呢？相干態的音樂是怎樣的？相干態的芭蕾舞又是怎樣的呢？如果我們知道了什麼是相干態的音樂和相干態的

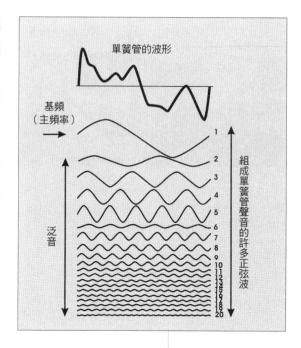

圖13-2 單一個音符的頻率分析

芭蕾舞，那麼我們就比較容易理解，什麼才是和諧的生命。

一加一等於三

其實，科學地、定量地計算和諧的程度，並不像一般人所想像地那麼可怕、那麼艱難，我們甚至可以用很初等的數學來說明其最基本的原理。

首先，讓我們仔細看一看圖13-3，並且數一數，在這張照片中一共有幾個舞者？

「兩個舞者！」所有學過算術的孩子，包括一年級的小學生和幼稚園大班的孩子都會驕傲地大聲叫起來；而所有的家長都會面帶微笑，滿意地點點頭。這個問題實在太簡單了，這個答案也絕對不會錯；而且好像也不會有其他答案。

遺憾的是，這並不是絕對正確的答案。也就是說：「1＋1＝2」並不是絕對的真理。事實上，不但有「1＋1＝2」，還有「1＋1＝1」和「1＋1＝3」等不同的數學。現在，我們把「1＋1＝2」、「1＋1＝1」和「1＋1＝3」這三種不同的數學，一一加以討論。

圖13-3 照片裡有幾個舞者？兩個，這不是絕對正確的答案喔！請試著以相干態的角度來理解。

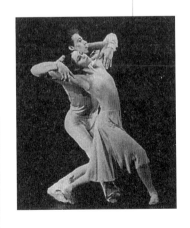

式子①：1＋1＝2

1＋1＝2，以及1＋1＋1＝3、1＋1＋1＋1＝4……，是大家都非常熟悉的數學，並且認為這是唯一的真理，不可能有其他的答案。其實，這是對數學的很大誤解。前面所討論過的三種狀態：無序態、有序態和相干態，1＋1＝2只適用於無序態，也就是適用於幼稚園小孩子那樣的混沌狀態，既不適用於有序態，也不適用於相干態。也許正是因為我們這個世界太混沌了，所以到處看來看去，都是 1＋1＝2。

式子②：1＋1＝1

對於有序態不但有1＋1＝2，還有1＋1＋1＝1、1＋1＋1＋1＝1……。可能大家會不習慣這種奇怪的數學，讓我們回想一下陣容齊整的儀仗隊士兵。不管有多少士兵，看起來都像一個人一樣，不要說兩個士兵像一個人，一百個士兵也像一個人，也就是說一百個一加起來，還是等於一。

式子③：1＋1＝3

然而，對相干態來說，數學就更奇怪了。既不是1＋1＝2，也不是1＋1＝1，而是 1＋1＝3、1＋1＋1＝7、1＋1＋1＋1＝15……。這種數學正是相干態的核心所在。

為了能好好理解這種奇怪的1＋1＝3，讓我們再回過頭來仔細看看圖13-3。一眼看去，圖13-3中只有兩個舞者，一男一女。如果把他們分開來看，兩個人都跳得很漂亮，各自形成一幅美麗的圖像，也就是兩張獨立的圖像。但是，如果我們把他們兩人放在一起看，就出現了第三張更美麗的圖像。這第三幅圖像既不單屬於男舞者，也不單屬於女舞者，只有當他們兩人密切配合時才會出現，而這就是1＋1＝3。

同樣的，對一個芭蕾舞者來說，也不是身體各部分的簡單加法。比如說，我們說那個女舞者跳得很美，而這個「美」不單單落在左腿上，或單單落在右腿上，或單單落在左手上，或單單落在右手上……而是全身各部分協調運動和密切配合的結果。同樣的，對有許多舞者的芭蕾舞劇來說，美麗還取決於許許多多舞者之間的協調運動，以及舞者之間的密切配合。

圖13-4 這張照片中有
多少美麗的圖像？

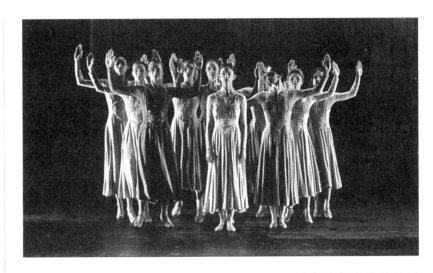

於是，當我們看著圖13-4這樣的芭蕾舞時，我們應該怎樣計算這些舞者所能配合而形成的那些美麗的圖像數目。在理想的「相干態」中，也就是對最美的芭蕾舞來說，計算方法如下：

兩個演員：$1+1 = 2^2-1 = 3$
三個演員：$1+1+1 = 2^3-1 = 7$
四個演員：$1+1+1+1 = 2^4-1 = 15$
五個演員：$1+1+1+1+1 = 2^5-1 = 31$
六個演員：$1+1+1+1+1+1 = 2^6-1 = 63$

....
....
....

那麼，100個演員呢？這個答案是相當驚人的：

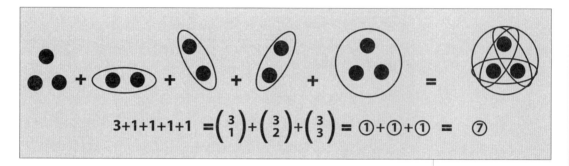

$$3+1+1+1+1 = \binom{3}{1}+\binom{3}{2}+\binom{3}{3} = ① + ① + ① = ⑦$$

圖13-5 三元素系統的
可能組合方式

$$1+1+1+\ldots\ldots\ldots\ldots\ldots\ldots\ldots+1+1= \text{?}$$
$$\text{?} = 2^{100}-1 = 126,750,600,228,229,401,703,205,375$$

　　100個演員可以產生126,750,600,228,229,401,703,205,375種不同的動態組合。用物理學的語言來說，在理想的「相干態」，100個元素組成的系統，有126,750,600,228,229,401,703,205,375個「自由度」。

　　圖13-5是用另一種方式表達了一個三元素系統的各種不同的組合方式。事實上，這也就是本章開始時劉中申教授所提出的問題及其答案。當然，具體的計算方法和數學背景要複雜得多。不過，其嚴格的數學證明早已於1994年在英國發表。而在後面的章節中，我們會再試圖用比較簡單的語言來介紹如何具體地測量和計算一個人體的「相干度」（degree of coherence）或「和諧度」（degree of harmony）。

第二章：美的測定

如果說要我們把距離、質量、電作用力、熵、美麗、旋律分成兩大類，我們會發現，無論按哪條原則，我們只能把「熵」放在「美麗」和「旋律」這一類中。「熵」只能在各部分之間的某種聯繫中才能找到，而「美麗」和「旋律」也只能在各部分之間的某種聯繫中才能看到和聽到。而這些聯繫中的某一種，很可能成為科學中一種通用的物理量。

愛丁頓（Arthur Stanley Eddington，1882-1944）
《物理世界的性質》（*The Nature of the Physical World*，1929）

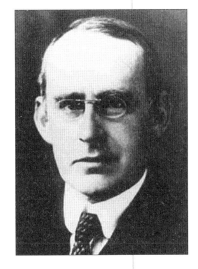

圖14-1 傑出的英國天文學家及物理學家愛丁頓爵士

愛丁頓（見圖14-1）是傑出的英國天文學家，他在天文學方面有許多重大的發現，例如白矮星、脈衝星以及行星的質量和亮度之間的關係。同時，他也是世界第一位用天文學的實驗觀察證實了「廣義相對論」的預言，光線會被太陽引力場彎曲的現象。

從本章開頭的引文中可以看出，愛丁頓是個思想極為深邃和大膽的科學家，同時他又是極為認真和嚴謹的科學家，甚至有點迂。據說有次在會議上，有人說：「聽說全世界只有兩個半人，真的懂相對論。一個是愛因斯坦自己，另一個就是愛丁頓。」 愛丁頓聽了默不作聲。邊上的人說：「愛丁頓先生：您也不用客氣了，您一定是這兩個半中的一個。」愛丁頓忽然覺得，他應該說點什麼：「噢！噢！我正在想，誰是那半個？」

同時從本章開頭的引文中，我們又可看出，我們這本書中討論的問題，正是當年愛丁頓考慮過的問題。他把問題提得很明確。他認為：「美麗」和「旋律」應該與「熵」劃在同一類中，而在這一類

中可能會發現一種共同的物理量，這種物理量和其特點是與各元素之間的聯繫或合作有關。在前面一章中，我們所討論的正是與美麗和旋律有關的科學量，以及如何來定量地計算這種物理量。

從科學發展的角度來看，科學研究的對象總是從簡單到複雜，從簡單系統到複雜系統。所以，科學的初期研究對象就是簡單系統，例如哥白尼、克卜勒、牛頓所研究的太陽系就是屬於簡單系統；而量子物理學研究的原子結構，有如一個個微小的太陽系，其實也是簡單系統。但是醫生所面對的人體，卻是一個非常複雜的系統。

長期以來，科學家一直想要解剖人體，把它切分成越來越小、越來越簡單的系統，這種方法在現代醫學發展的初期階段還是可行的，也是對的。這也就是所謂「化約論」的道路，而且確實曾經是非常成功的道路。

然而，從聯繫或合作的角度來看，化約論的方法（即拆的方法）就是不斷地破壞各單元之間的聯繫和合作；在化約論道路上走得越遠，對聯繫和合作的破壞也就越徹底。這有點像研究樹林與樹的情況，往往是我們對樹看得越仔細，就越會失去對樹林的整體感覺。

那麼，我們又要怎樣找回那些在我們細細研究樹木時所失去的森林感覺呢？尤其是，我們需要的還不單單是一種感覺，而是一種理性的、科學的、定量的認識。只有這樣，我們才能真正地、科學地認識和掌握整體醫學。

坦白來說，從科學發展的角度來看，用化約論的方法來研究人體是比較初級的階段；而用整體論的方法來研究人體則是比較高級的階段，也是更困難的階段。長期以來，對於現代科學家來說，這幾乎是一個不可思議的，好像也是無法解決的挑戰。

然而，正如前面所說到，近二、三十年來對複雜系統的研究有了

長足進展，尤其是對生物系統相干態的研究，使我們有可能科學地、定量地研究美麗、旋律……，那些只能從整體論的觀點才能認識的物理量。也就是說，愛丁頓的預言正在步步成為現實。

在前面的章節中，我們已經討論了如何從理論上和數學上來理解生物系統的「相干態」。現在，我們將要討論如何用實驗的方法實際地測量和計算人體「身心系統」（body-mind system）的「相干度」或「和諧度」。

振子耦合與能量漂移

事實上，本書前面章節中所介紹的「看不見的彩虹和聽不見的音樂」，即生物體內電磁場的耗散結構，不單單是生物學、生理學和醫學理論上的一種進步，也為人體相干度的測定提供了一種切實可行的途徑和方法。

現在，先讓我們從「電磁波源」的「耦合」（coupling）關係開始，一步一步地看這種測量是怎樣進行的。

人體的器官、組織、細胞、分子等等都會發射電磁波，所以它們都是電磁波的波源，又稱為「振子」。至於物理學上所說的「耦合」關係，就是有某種程度的合作關係，有點像芭蕾舞中的舞伴關係，既獨立又合作。

人體的心和肺就是兩個典型的電磁波源，也就是兩個振子。常用的心電圖就是測量心臟發出的電磁波，不常用的肺電圖同樣也是測量電磁波。然而，心和肺的關係很像前一章圖13-3的那一對舞伴。顯然，心和肺兩者絕對不能像儀仗隊中的兩個士兵一樣高度有序，用同樣的頻率做同樣的動作，它們必須有各自的固有頻率。但是它們又不能完全獨立，運動時，彼此都要相應加速；休息時，又要相

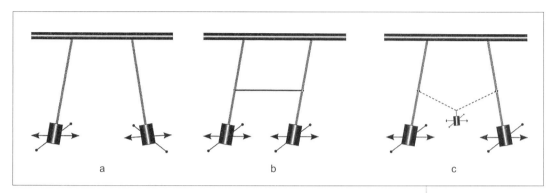

應減速。所以，既不能處於「高度有序態」，也不能完全處於「無序態」，而必須是「相干態」。這就是我們測量和計算工作的起點。

　　為了更清楚地理解相干態的振子是如何耦合，我們用圖14-2的兩個機械擺作例子。

　　（a）中的兩個單擺之間完全沒有耦合關係。兩者絕對獨立，也就是處於絕對「無序態」。

　　（b）中的兩個單擺之間有一根棍子，把兩者緊緊地連在一起，稱為「強耦合」。在這種情況下，兩個單擺就如一個單擺一樣，只能用同一頻率擺動。這時兩者也就如同儀仗隊中的兩個士兵，處於「高度有序態」。

　　（c）中的兩個單擺之間是用一根可揉的線連在一起，線上又掛了一根小小的單擺。於是，這兩個單擺既不完全獨立，又不是完全被捆死在一起。這時，它們之間的關係就有點像前一章圖13-3中那一對舞伴的關係，也就是說它們處於「相干態」。

　　我們這兒用的是機械單擺，也就是機械振子。如果這兩個單擺帶有電荷，就會發射電磁波。事實上，人體內的許多振子也是機械振子，例如心臟、胃、肌肉等等，但因為帶有電荷，所以會發射電磁

圖14-2 **兩個單擺之間的耦合關係** （a）彼此不相關，無耦合，完全獨立，處於「無序態」。（b）強耦合，彼此強制率動，只能用單一頻率擺動，為「高度有序態」。（c）彼此既不完全獨立，但又不完全被綁死，屬於可揉性耦合，處於「相干態」的關係。

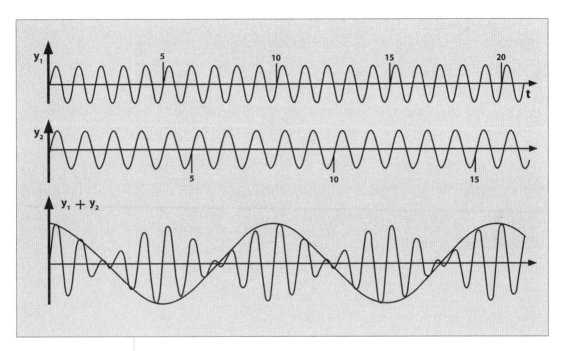

圖14-3 兩個單擺之間
若出現可揉性耦合時
（如圖14-2的c圖），
就會出現第三個頻率
──拍頻。

波。在這種情況下，電磁波的頻率與這機械振子的頻率密切相關。

那麼，當兩個振子耦合時，頻率又會出現怎樣的變化呢？

圖14-2（a）中的兩個振子相互獨立。如果它們原來的固有頻率
就不一樣，那麼就保持著這兩個不同的頻率。也就是 1＋1＝2。

由於是強耦合，圖14-2（b）中的兩個振子事實上變成了一個，
只有一個頻率。也就是1＋1＝1。

圖14-2（c）中的兩個振子最有趣了。由於它們的合作關係，會
出現第三個頻率，物理學稱這第三個頻率為「拍頻」（見圖14-3）。這
時候，各自的固有頻率照舊存在，於是就出現了1＋1＝3（見圖14-4）
的情形，這也就是我們前面已經討論過的相干態的算術。

拍頻的大小為兩個固有頻率之差（見圖14-3）。圖14-4是「頻譜圖」

（frequency spectrum），縱坐標為波幅，也就是波的能量；而橫坐標為頻率。從圖14-3中還可以看出，由於出現了拍頻，能量從高頻區移向低頻區。

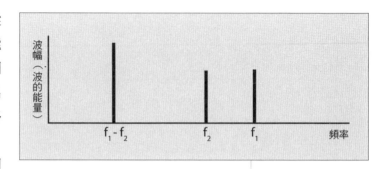

圖14-4 用頻譜圖表達的拍頻（f1-f2）。

　　至今我們討論的還是兩個振子，或兩個波之間的干涉關係。如果振子或波的數目不是二，而是許許多多，甚至是無窮多個振子或無窮多個波的話，那麼情況又會如何呢？

　　在這種情況下，波的頻譜就不再是分離的譜（就像圖14-4那樣，是一根根孤立的直線），而是變成了圖14-5那樣的連續譜。

　　圖14-5表達了兩種不同的典型頻譜。左邊的圖稱為「白噪音」（white noise），其特點是各種不同頻率的振幅相似，亦即能量在各種不同頻率的波中分布均勻。或者說，各振子之間沒有什麼耦合關係，即整個系統是處於理想的「無序態」。

　　圖14-5右邊稱為「粉紅噪音」（pink noise）或「1/f 噪音」（1/f noise）。從粉紅噪音的頻譜中，我們可以看出能量從高頻區移向了

圖14-5 白噪音的頻譜（左）和粉紅噪音的頻譜（右）。

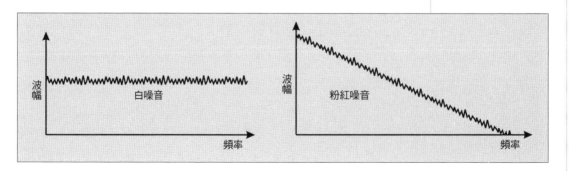

256

低頻區。

　　粉紅噪音一開始是物理學家1926年研究電子線路時發現的，當時稱為1/f 噪音。後來，物理學家花了五十年時間研究，為什麼會出現「粉紅噪音」而不是白噪音。直到1970年代，物理學家才發現粉紅噪音源自於電子的集體運動。

　　另一方面，音樂家則發現所有古典音樂和民間音樂的頻譜都近於粉紅噪音，只有某些現代音樂才接近白噪音。

　　從歷史上來看，這種用頻譜技術來分析音樂和噪音的方法並不新鮮了，這是兩百年前法國數學家傅立葉（Joseph Fourier，1768-1830）發明的。所以人們把這種技術稱為「傅立葉分析」（Fourier analysis）或「傅立葉轉換」（Fourier transformation）。

　　可是，傅立葉分析的計算工作量極大，如果沒有電腦，即使計算很小段的音樂，也要計算個幾年，所以並不實用。然而近三十年來，由於電腦技術的長足發展，「快速傅立葉轉換」（fast Fourier transformation）終於變成一種實際上可以操作的技術。

　　傅立葉轉換當然是非常了不起的發明，而且應用得相當廣泛。但是，即使是快速傅立葉轉換，也只適用於音樂頻譜的分析和相干度的計算，還不足以應用在人體內電磁波譜的分析。因為音樂的頻譜只在20赫茲到20,000赫茲之間，但是人體內的電磁波則是從0.5個赫茲到10^{17}赫茲（即100,000,000,000,000,000赫茲）。對於這樣寬的頻帶，既無法用任何現有的儀器同時測量出來，當然也無法用傅立葉轉換來進行全面分析。

　　幸運的是，物理學理論指出，人體的電導與內電場的強度成正比。在很大的程度上，人體電導的測量可以在體表進行。這樣一來，從技術的角度來看，測定人體內電場的分布就不算太難了。同

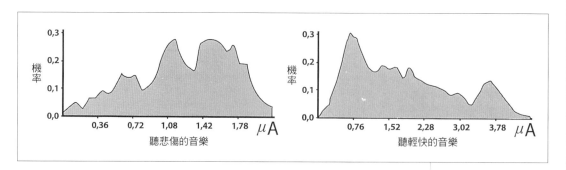

圖14-6 聽感傷或輕快音樂所引起的身心反應，會影響到人體內電場的分布。此二圖是在人體表面進行電導測量時，所得到的資料機率分布圖。

時，如前面章節所指出的，這種內電場的非均勻分布主要是由電磁駐波的重疊產生的，是一種立體的干涉圖。因此也就沒有必要一一測量和計算電磁波的頻譜，而可以在體表對這個電磁波的干涉圖進行採樣測定。

更幸運的是，多年來數學家早就發展出了許多處理採樣資料的方法，可以透過有限的採樣資料來認識具有無限多元素的系統。其中一個方法，就稱為測量資料的機率分布或機率分配（probability distribution）。

圖14-6就是兩條人體電導測量資料的機率分布曲線，左邊那條是受試者聽傷感音樂（中國民樂：二泉映月）時的測量資料機率分布；而右邊那條則是聽歡樂音樂（西班牙鬥牛士舞曲）時的測量資料機率分布。

從圖14-6可以看出，人體生理和心理狀態的改變，對人體內電場分布的影響極大，其實這一點也是很好理解的。難的是，這種測量資料機率分布的變化，又說明了什麼問題呢？如何從這種測量資料機率分布的變化中，看出「身心健康」的程度如何？

理想的機率分布曲線

　　有趣的是，我們的前輩數學家早已找到了三種不同的「機率分布曲線」。今天，正好用來描寫三種不同的身心狀態。

高斯分布：1+1=2（理想的無序系統測得的機率分布）

　　在歐元出現之前的德國貨幣中，十馬克的紙幣上印著一個老人的頭像。那就是高斯（Karl Friedrich Gauss，1777-1855，見圖14-7），十九世紀的數學權威及物理學家。高斯出生在貧窮的農民家庭，小時候是個放羊的小孩。幸運的是，一位有錢貴族發現了他的數學天賦而栽培他，最後他不但成了哥廷根大學（Georg-August-Universität Göttingen）的數學教授，還成了世界數學之王，也成了德意志民族的驕傲。在他極多的數學成果中，最值得驕傲的就是他所發現的高斯分布曲線及數學運算式（見圖14-7）。

　　從圖14-7中可以看到，高斯分布曲線是一條對稱的曲線。近兩百年以來，高斯分布廣泛應用在科學、工農業和金融業等領域中。所以，高斯分布又稱為「常態分布」或「常態分配」（the normal

圖14-7 德國馬克上面的高斯像（上），高斯分布曲線及其數學公式（下）。

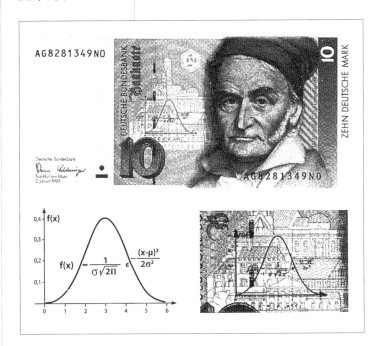

$$f(x) = \frac{1}{\sigma\sqrt{2\pi}} e^{-\frac{(x-\mu)^2}{2\sigma^2}}$$

distribution），是應用最廣泛且最標準的測量資料分布。

然而，近二三十年，當人們對「有序、無序、混沌」等問題進行越來越深入的研究時，才發現原來理想的高斯分布在真實的世界根本就不存在。因為高斯分布的基本數學假設是：測量資料來自於一個有無限多個元素的系統，而且所有的元素相互獨立。換句話說，服從高斯分布的測量資料來自於理想的無序系統。顯然，這樣的理想混沌系統並不存在。儘管如此，高斯分布是無生命世界中測量資料分布的一個很好的近似描寫，仍舊非常好用，因為無生命世界基本上還是混沌、無序的。

在實際的測量和計算中，一般至少需要測量一百個資料，才夠用來計算統計分布。如果這一百多個資料基本上服從高斯分布（見圖14-8），就可認為這批資料來自於一個無序系。

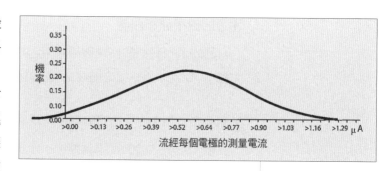

圖14-8 理想的高斯分布曲線，只能來自理想的混亂系統。

圖14-9 理想的δ分布曲線，來自理想的高度有序系統。

δ分布：1+1=1（理想的有序系統測得的機率分布）

除了高斯分布之外，另一個重要的統計分布是「δ分布」（delta distribution）。δ分布曲線的形狀很簡單，就像一個倒寫的T（見圖14-9）。這意味著，測量資料的重複性好

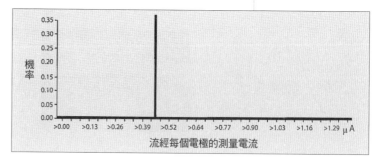

得驚人。不管測量多少次，資料總是一模一樣，不但毫釐不差，就是小數點以下所有的數字也一模一樣。

當然在真實的世界中，既不存在這樣的分布，也不存在這樣的系統。因為這意謂著，測量資料來自一個理想的、高度有序的系統；而真實世界中，並沒有這樣理想的系統。不過這個理想化的分布，在實際計算時還是一個重要的參考點，從而我們可確定真實測量資料分布所在的位置。因為 δ 分布的數學設定是：系統中所有的元素高度相關，就像只有一個元素一樣。也就是說：δ 分布的背景就是 $1+1=1$。

對數常態分布：1+1=3（理想和諧系統測得的機率分布）

不過，在測量和計算人體和其他有生命系統的和諧程度（亦即相干度）時，最重要的統計曲線是對數常態分布曲線（log-normal distribution）。

對數常態分布曲線是一條非對稱的曲線（見圖14-10），有點像高斯分布曲線，但是峰值偏向左邊（比較圖14-10和圖14-8）。長期以來，人們並沒有充分注意到對數常態分布的重要性。

1969年，德國數學家沙哈（Lothar Sachs）發現，許多生理指標，如人的血壓、身高或青蛙的體重等都不服從高斯分布，而是服從對數常態分布。這顯示，高斯分布主要來自於無生命系統，而對數常態分布則與生命系統有關。

圖14-10 理想的對數常態分布曲線，來自理想的干涉系統：最和諧的系統。

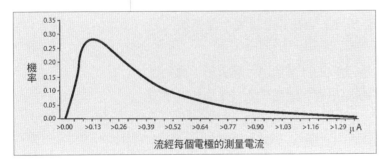

　　1994年，本書作者從數學上證明了對數常態分布來自一個具有無限多元素的系統，在這個系統中，每個元素都具有獨立性，而同時又具有與所有其他元素合作的可能性。也就是說，如果測量資料出現對數常態分布，就表示這個系統處於理想的相干態，就是最和諧的狀態，有如美麗的芭蕾舞。換句話說，這時1+1=3。

　　這麼一來，音樂的和諧和芭蕾舞的美麗等等，再也不是一種模模糊糊的藝術名詞，而是開始進入可以客觀測量、定量計算和評估的科學領域。

無窮維空間與和諧金字塔

　　現在，我們已經討論了系統的三種典型狀態：無序態、有序態和相干態；也討論了三種不同的基本數學運算：1+1=2、1+1=1和1+1=3；還討論了三種不同的機率分布：高斯分布、δ分布和對數常態分布。從而知道了這三種不同狀態的數學基礎和統計方法。

　　然而，這三種狀態都只是理想的狀態，而一個真實系統的實際狀態與這三種理想狀態都不一樣（見258頁圖14-6），或者說往往是介於這三者之間。當然，我們可以粗略地說，圖14-6左邊的曲線接近高斯分布曲線，而右邊曲線則接近對數分布曲線。但是，從科學和數學的角度來看，這個「接近」是一種很不精確的描寫。我們希望知道，接近到底有多遠，到底有多近？是幾公里遠呢？還是幾公分近？還是幾公釐近？

　　於是，我們就面臨了另一個很實際的計算問題。那就是：首先要確定一個實際系統所處狀態的精確位置，這樣才能定量地算出多遠或多近。

　　要確定一個位置，首先就要有一個明確的距離。通常我們所說的

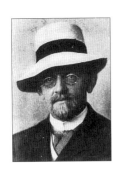

圖14-11 希爾伯特，德國數學家和「無窮維空間」研究的奠基人。1900年他在第二屆國際數學家大會提出了著名的「二十三個問題」。

距離是指兩個點之間的某種度量。但是要說出這齣芭蕾舞離「最美」還有多少距離，還真有點匪夷所思。即使有了分布曲線，但每條曲線上又有無窮多個點。那麼，又要怎樣來計算兩條彎彎扭扭曲線之間的距離呢？

非常幸運的是，我們那位德國哥廷根大學的高斯教授，十九世紀的數學天才，有一位非常傑出的接班人，名為希爾伯特（David Hilbert，1864-1943），早就為我們解決了這個極為複雜的距離計算問題。

希爾伯特教授不愧是高斯的接班人，也成了一代數學之王，還成了二十世紀這整整一百年數學發展的指路人。可能許多讀者都還記得著名的「哥德巴赫猜想」（Goldbach's conjecture）。為了解決這個數學難題，中國的著名數學家王元教授和陳景潤教授都付出了畢生的精力。然而，「哥德巴赫猜想」還只是希爾伯特在二十世紀初列出的二十三個難題之一。事實上，希爾伯特提出的這二十三個難題，範圍既深且廣，幾乎遍及代數、幾何、分析及數學基礎等所有數學領域，目前一半以上的問題已獲解決，而解決這些問題就成了二十世紀全世界數學發展的導航圖。

與高斯一樣，希爾伯特也在數學上有許許多多的貢獻。最重要的貢獻就是提出「無窮維空間」（infinite dimensional space）的概念，也稱為「希爾伯特空間」（Hilbert space）或「函數空間」（space of functions）。在這個空間中，可以定義函數之間的距離，也稱為「廣義距離」。任何一條曲線，包括前面討論的機率分布曲線，都是含有無窮多個點的函數，所以都可以在這函數空間中變成對應的數學點，也就可以很確切地算出任兩條曲線之間的廣義距離。

那麼，什麼是無窮維空間中的廣義距離呢？

我們可以從一維空間開始。用數學家的語言來說，一條直線就是一維空間。直線上兩點的距離很好計算，只要知道這兩個點在這個一維空間坐標上的兩個數字，減一下就出來了。而一個平面就是二維空間，只要知道這平面上兩個點分別在縱坐標和橫坐標上的數值，也不難計算出它們之間的距離。

房間是一個三維空間，想知道兩個點之間的距離，只要知道兩點在三個坐標上的數值就可計算了。這種演算法，讀者在中學時就學過了。

根據同樣的原理，我們也可以有四維空間，又稱為「閔可夫斯基空間」（Minkowski space），因為那是德國哥廷根大學的閔可夫斯基（Hermann Minkowski，1864-1909）教授發現的。閔可夫斯基是希爾伯特的同事，也是一位極有才華的數學家，與希爾伯特教授同年，可惜英年早逝。事實上，希爾伯特空間就是閔可夫斯基空間的發展。

不過對非數學家來說，四維空間已經有點怪異的感覺了，因為在房間裡放不下第四根坐標。事實上，最初科學家也認為四維空間只是數學家發明出來的思想遊戲，不會有什麼實際用處。但是不久，在愛因斯坦發展相對論的時候卻派上了用場。

另一方面，計算四維空間中兩點之間的距離倒也不難，只不過每一個點需要有四個坐標資料。其他方面的計算，就與三維空間中的距離計算一模一樣了。

這樣一來，根據同樣的數學原理，很容易就可建立四維空間、五維空間、六維空間、七維空間……以至於無窮維空間，也就是希爾伯特空間。

同樣的，在希爾伯特空間中，我們也可以定義兩個點之間的距離。有趣的是，希爾伯特空間中的點有無窮多個坐標值。所以有了這位偉大數學家的幫助，我們就可以定量地計算出一個人實際的身心健康狀態距離理想狀態到底有多遠了。

當然，為了算出精確的位置，除了距離之外，我們還需要建立一個「坐標系」。所以，我們還要在希爾伯特空間中建立一個合適的坐標。由於在希爾伯特空間中，一個函數被壓縮成一個數學點，因此前面討論過的三個理想狀態就可以被壓縮成三個數學點，並用這三個數學點來建立一個特殊的坐標系統。

算是為了美吧！我們就把這個坐標系統建得像個金字塔一樣，並稱之為「和諧金字塔」（見圖14-12）

在和諧金字塔的尖頂上可以看到一個綠色的點，那就是對數常態分布曲線，也就是理想的和諧態或相干態。

在和諧金字塔的左下角有個黑色的點，代表高斯分布曲線，也就是理想的無序態或混沌態。

在和諧金字塔的右下角是 δ 分布曲線，也就是理想的有序態。

在和諧金字塔的內部還可看到一個藍色的點，這就是一個受試者的身心和諧狀態。這個小藍點的位置，可以用 X 軸和 Y 軸上的兩個數字來定量地、精確地表示出來。

圖14-12 希爾伯特空間中的和諧金字塔。中間的藍點是受試者身心的真實狀態，可以利用X軸與Y軸的坐標來表示其位置。

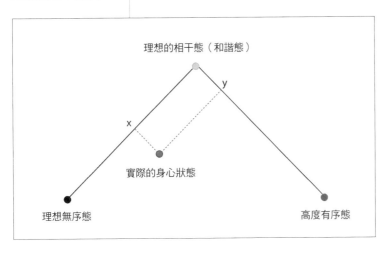

理想的相干態（和諧態）

y

x

實際的身心狀態

理想無序態

高度有序態

用中醫的話來表示，和諧金字塔的上半部是「和諧」，下半部則是「不和諧」；而下半部的不和諧又可以分成以下兩大類：

陰盛陽衰

左下角是「陰盛陽衰」，也就是理想無序態，這可能是身體處於放鬆狀態。一般來說，在緊張工作之後，能進入良好的放鬆狀態是非常有益健康的。其實，這也是許多保健氣功和針灸的「補法」所採用的方法。然而，這種無序態也可能是負面的，可能是情緒消沉所造成的，那就不好了。此外，如果一個人長期處於這種惡劣的身心狀態（如幾個月，甚至長達幾年），就很可能導致腫瘤等疾病。這也就是中醫理論中早就指出的，像腫瘤一類的疾病是源自於不良情緒的鬱積。

陽盛陰衰

右下角則是「陽盛陰衰」，也就是高度有序態，甚至是「晶體態」。在緊張工作時，處於這種狀態很有好處，可以使工作效率大大提高，差錯大大減少。然而，長期處於這種高度有序態對健康也不利，很可能導致高血壓、糖尿病等另一類疾病。

所以在這個和諧金字塔中，我們的保健目標就十分清楚了，那就是「有張有弛」、「動靜結合」。套句英國人的老話來說，就是fit as a fiddle（像一把好的小提琴），可以奏出美妙的音樂；或者用我們這本書上的話來說，像一齣和諧優美的芭蕾舞。

在本書最後一章，讓我們再一起看看，如何把這個「和諧金字塔」的理論應用在醫學臨床上。

第三章：醫學的和諧

在整個人類歷史中，至少在西方的哲學中，一直有這樣一種思想，
認為圖形、結構和關係比物質和能量更為本質。這種思潮可以追溯
到古希臘的畢達哥拉斯學派。然而，這種思潮卻不得不在物質和能
量的支持者面前屈服，尤其面對物質和能量在提高人類生活水準方
面所發揮的作用。

隆格（Giuseppe Longo）
《資訊理論：新動向和未解決的問題》（1975）

　　無論在東方或西方，古時都有一種整體論的哲學觀。在西方，這
種哲學可以追溯到古希臘的畢達哥拉斯（Pythagoras，西元前560-
前480），他認為「萬物皆數學」，也就是說，他認為數字、圖形、
結構、關係、和諧才是世界的本源。在東方，這種哲學可以追溯到
周文王的《易經》（約成書於西元前780）。在《易經》中，元素並
不重要，重要的是元素的組合關係、關係變換及關係的和諧。所以
西方人翻譯《易經》時，常常會加上一個副標題「變換的經典」
（classics of transformations）。

　　無論是在東方或西方，在醫學中也一直有整體論的思想。與《易
經》的哲學思想完全一致的中醫，則把這種整體論的思想發展成完
整一致的理論系統。

　　例如，在中醫理論中，認為所有的疾病只有兩個來源：一是內外
失調，二是七情六欲；也就是內外之間的不和諧與內部的不和諧。
在現代西醫發展的初期，亦即把「人即機器」當作信條的那個階
段，情緒與不和諧等非機械的因素是不在醫學的考慮範圍之內的。

　　但是近二、三十年來，隨著身心醫學的發展，西醫越來越意識到
情緒與不和諧在醫學中的重要性。比如說，雖然傳染病有明確的病

原菌，但是在同樣的外界條件下，並不是每個人都會得到這種傳染病，因為這還得視每個人的抵抗力如何而定。抵抗力就是免疫系統的能力，免疫系統的能力受激素的控制，而激素顯然又受到情緒控制。所以，即使從現代西醫的角度來看，情緒也是傳染病最初的病根了。而許多不好的情緒，又是來自於社會和家庭的不和諧。因此，不和諧就是更為根本的病源。所以，整體論這種古老哲學思想，又重新回到了醫學中。

從生活水準到生活品質

整體論思想捲土重來的另一個原因是經濟。回顧整個人類歷史，充滿了戰爭和饑荒，人類似乎總是面臨著食物短缺、營養短缺、住房短缺、交通工具短缺等問題。所以長期以來，追求豐富的食物、良好的營養、舒適的住房、便捷的交通等等，就成了人們主要的追求目標。

但是，二次大戰以後，全世界維持了幾十年的和平，加上科學技術的發展，許多國家都富裕起來了。在這些國家中，提高生活水準已不是首要任務，肥胖反過來卻成了一個大問題。所以，人們追求的再也不是簡單的生活水準問題，而是生活品質問題。在生活品質這個概念中，好情緒與和諧就顯得非常重要了。

就在這時，我們才忽然發現，多年來現代科學對情緒與和諧的研究，實在是太短缺了。因此，如何科學地、定量地研究情緒與和諧，成了現代科學迫切的任務，也是現代科學所面臨的一大挑戰。

相干態是動態過程

幸運的是，現代科學還是相當成功地迎接了這個挑戰，解決了如

圖15-1 小藍點（實際的身心狀態）在動與靜、緊張與放鬆之間平衡擺動，才能取得真正的和諧。（右頁上圖）

圖15-2 一個身心健康的人，其小藍點會在綠色區塊間移動。這個綠色區塊稱為「吸引子」，因為一個身心健康的人，他的小藍點即使有時跑出了這個區塊，但不用多久，就會自動被「吸回」到這個綠色區塊之內。（右頁下圖）

何科學地、定量地研究情緒與和諧這個大問題。這就是我們前面提到的「和諧金字塔」。有了和諧金字塔的幫助，醫生和病人對於和諧都有一個清楚的、定量的認識，也有了明確的醫學目標，以及人生的追求目標。

不過，在觀看這個和諧金字塔時要注意幾個要點：首先要意識到，我們都是凡夫俗子，還沒有名列仙班。所以，儘管那個藍點越高越好，但是沒有一個凡夫俗子真正能到達金字塔的頂點，能夠靠近頂點就很不錯了。

其次，在觀看這個和諧金字塔時，不要忘記我們是活人，不是死人，也不是機器，更不是房子。所以，不要老是希望自己的身心狀態點總能鎖定在某一個很高的固定點上。既然我們是活人，就是要動、要變。事實上，從保健角度來看，也是要能動靜結合、有張有弛，這才是真正的相干態或和諧態（見圖15-1）。

更具體地來說，開車時、上班時、學習時，就

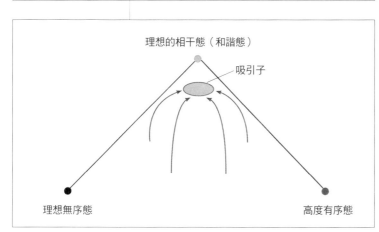

是要能夠緊張，能夠思想集中，這是一種能力；而下班後、休息時、睡覺時，就是要能充分放鬆，這又是一種相反的能力，兩者不可缺一。前者是高度有序態，後者則是高度無序態。也就是說：真正的相干態，就是不停地在有序與無序之間來回擺動。

現代社會的一個大問題，就是人們老是太緊張了，缺少了放鬆的時間；更糟的是，甚至逐步失去了放鬆的能力，於是就出現了緊張、焦慮、失眠等等不良症狀。事實上，這也是近年來東西方氣功大為盛行的一個重要原因。

第三，在觀看這個和諧金字塔時，不要斷然宣稱：「我很健康！」或者「我很糟糕！」，因為和諧金字塔中顯示的資料，只是說明了此時、此刻、此秒，甚至是此一微秒中你的身心狀態，而不是平均水準。所以出現不好的資料時，首先不是急著馬上得出結論，而是先要找出原因。例如，昨天晚上有沒有睡好覺？前幾天是否太緊張、太焦慮？測量時心情是否很緊張？測量前有沒有聽到意外的壞消息？諸如此類的。

事實上，人的身心系統不但是活的，而且有很強的自我修復能力。在和諧金字塔中，我們用一個「吸引子」（attractor）的概念來表達這種自我修復能力。圖15-2中可以看到一個綠色的區塊，一個正常、健康的人在一般情況下，其實際狀態點（藍色點）會在這一小區塊內擺動。但是若受到較大的干擾時（如洗冷水澡、洗三溫暖或劇烈運動時），實際狀態點就會遠遠離開這個綠色區塊。

然而，只要這個人是真的健康，不用做任何事，也不用吃任何藥，他的實際狀態點就會慢慢地自動回復到這個綠色區域，好像是被「吸」回去一樣，所以我們稱這個區塊為「吸引子」。一般來說，身體越好，心理素質越好，回復的速度就越快。所以，受干擾

後回復的速度和程度，又是一個非常重要的指標，它代表了一個人的自我修復能力。

當然，如果身心的實際狀態點老是遠離正常區域，例如長期不知節制的生活，超過了身體的負荷極限和回復能力，還是會出問題的。這就是許多疾病的起始點。更糟的是，連吸引子都偏移了位置，成了一個頑固的、錯誤的吸引子。

頑固的慢性病

所以除了正常的、健康的吸引子之外，還有不健康的、病態的吸引子，或者說是錯誤的吸引子（見圖15-3的黑色區塊，或圖15-4的紅色區塊），這就是慢性病人常有的問題，也是醫生最最頭痛的問題。因為這時，就會出現拔河比賽的局面（見圖15-5）。今天治療後，身體好了點，但明天又是老樣子；後天治療後又好了點，但大後天又是老樣子……頑固不化。從圖15-5的和諧金字塔中可以直觀地看出，慢性病人的身心狀態點就是會自動回復到那個錯誤的區塊，老是與醫生進行拔河比賽。

時代變了，疾病也變了。在過去的日子裡，也就是在急性病和戰傷為主要疾病的那段日子裡，醫生既是緊急機器修理工，也是白衣天使。那時醫生真是與天使一樣，用手術刀和抗生素，就把病人從死神的手中奪了回來，真正是藥到病除、妙手回春。

可是瘟疫時代過去了，戰爭時代也過去了，傳染病和戰傷早已不是主要問題。當前醫生所面對的，大都是死也死不了、活也活不好的慢性病。這時，醫生既當不了救死扶傷的白衣天使，也難以做到藥到病除、妙手回春的境界，因為多數慢性病都是頑固透頂，只能與它們打持久戰，一個療程一個療程地處理，進行拉來拉去的拔河

比賽（見圖15-5），也許會有點成效。

在這場拔河比賽中，多數醫生不再是急診室或手術室中的醫生，主要工具也不再是手術刀或抗生素，甚至不是什麼化學藥物，而是各種各樣的物理治療手段，包括針灸、音樂治療、氣功治療等等非化學、非機械的治療方法。這也就是各種各樣古老醫學和天然醫學復活的背景。

雖然這些古老醫學充滿了古人的智慧，但是在二十一世紀的今天，我們還是希望能讓這些古老醫學有更新更遠的發展，對它們有更深刻的認識，也能有更好的、更客觀的、定量的監控手段。

於是近代科學又因應地發展出了和諧金字塔，從而使我們可以直觀地、定

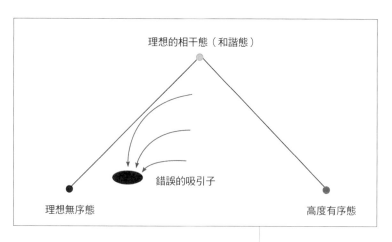

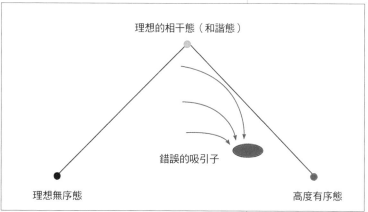

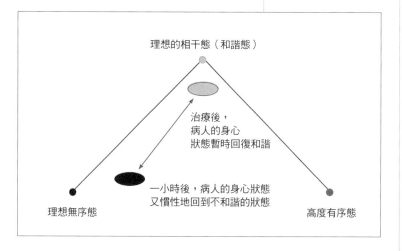

量地看到慢性病治療過程中的拔河比賽（見圖15-5）。如此一來，醫生就可在這場艱苦的拔河比賽中選用最好的治療策略，在最短的時間達到最好的比賽成績。

古人的智慧

身為中國人的我常在西方各國旅行，經常會看到有些西方人的胸前佩戴著小小的太極圖，也有些西方友人給我看英文版的《道德經》和德文版的《易經》……。顯然，他們也很能欣賞中國古人的智慧。至於那些學過一些中醫的西方醫生，也在各種宣傳小冊子或他們所寫的書籍中提到太極圖，並向病人解釋什麼是「陰陽平衡」。

或許，不少人會認為他們只是瞭解一點皮毛，到處亂吹而已。當然，西方人中也不乏眾多淺薄的追星族。然而，西方有一些大科學家確實真能看到中國古人智慧的核心所在。

比如說，在物理學界中無人不曉的量子力學的奠基人波耳和海森堡（見圖15-6）。丹麥物理學家波耳和德國物理學家海森堡分別是1922年和1932年諾貝爾獎得主，更重要的是，他們與那時代一群最傑出的物理學家，例如第一個提出量子理論的德國物理學家普朗克、寫出「薛丁格方程式」的奧地利物理學家薛丁格、提出「不相容原理」的奧地利物理學家包立（Wolfgang Pauli，1900-1958）、提出「反物質世界」的英國物理學家狄拉克等，全世界也不過這樣三、四十個人，就建立了整個量子力學。而整個量子力學的框架又是在丹麥的首都哥本哈根，也就是在波耳領導的「哥本哈根學派」中完成的。上述的物理學大師們基本上都是哥本哈根學派中的主角，而海森堡則是波耳的學生和得意門生，提出了極為深刻的「測不準原理」。

圖15-3 偏離到無序態（混沌區）錯誤的吸引子，長期處在這種陰盛陽衰的身心狀態下，可能會導致腫瘤等毛病。（左頁上圖）

圖15-4 偏離到高度有序態的吸引子，長期處在這種陽盛陰衰的身心狀態下，可能會導致高血壓、糖尿病等慢性疾病。（左頁中圖）

圖15-5 治療慢性病過程的「拔河比賽」：治療後，病人的身心狀態暫時回復到和諧位置（綠色區塊是正確的吸引子），但經過一小時後，又自動地回到不和諧的位置（黑色區塊是錯誤的吸引子），如此反覆不停。（左頁下圖）

波耳出身貴族世家，得了諾貝爾獎後，親戚請他設計一個新的族徽。有趣的是，波耳居然把太極圖放在家族族徽的中心，可見他對這種哲學思想的推崇。如果我們細續他的著作和講話內容，可以看出他的工作確實得益於老莊的哲學。甚至在那個兵荒馬亂的日子裡，波耳還到過中國訪問；而海森堡也對老莊的哲學推崇備至。這些研究「看不見的原子」的大師們，就如同研究彩虹的盲人科學家一樣，早已意識到我們人類認識能力的有限性。

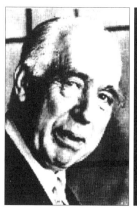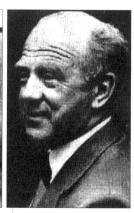

圖15-6 量子力學的兩位奠基人：丹麥物理學家波耳（左）及德國物理學家海森堡（右），兩人都對老莊哲學深感興趣。

附帶提一下，著名的物理學家愛因斯坦至死都沒能理解老莊的哲學思想，所以也沒有接受哥本哈根學派所建立的量子力學。雖然他與波耳私交不錯，身為長輩，波耳對他也很尊重，但是他卻成了量子力學的死敵，與波耳進行了整整三十年的論戰，這三十年你來我往的信件後來收錄成了一本厚厚的書。

老莊的哲學博大精深，可說是人類史上最深刻的哲學。從愛因斯坦與波耳三十年的論戰中可以看出，就連愛因斯坦這樣的科學大師，至死都沒有搞懂老莊的哲學，遑論與老子同時代的孔子。中國大教育家孔子去拜訪老子後，孔子的學生問先生的感受，孔子說：「鳥，我知道牠會飛；魚，我知道牠會游水；獸，我知道牠會走。但是龍，牠在雲端、在天上，無法捉摸，深不可測。老子就像龍一樣啊！」①

在整個世界上堪與老子比擬的，也許只有希伯來文化中的先知以賽亞了。他與老子一樣，早在「道成肉身」之前的幾百年就描寫了

道應該是怎樣的。可惜，兩千多年後的現代人，還是不容易認識到這個道。

討論老莊的哲學與科學的關係，實在是一個太大的課題，也是一個太豐富的礦藏。在這兒，我們只能討論這中間的小小一角，也就是充滿古人智慧且目前風行全世界的太極圖（見圖15-7左）。

太極圖是由左右黑白兩半組成。黑代表「陰」，白代表「陽」，表示一種動態的「陰陽平衡」。因為是動態，所以狀態總是在太極圖內不停地轉動。陰陽不但相互對立、相互補充，還相互轉換。當陽（白色）不斷長大時，陰（黑色）的種子就在陽的中心產生。然後，陰又不斷長大，這時在陰的中心又出現了陽的種子……。如此不斷反覆循環。

從力學、電學及數學的角度來看，這種相互對立、相互補充、相互轉換的狀態可以看成是一種簡諧振動，並且可以用三角函數來定量地表達。這當然是從現代科學的角度，對太極圖的第一種理解。

顯然，太極圖的內涵還遠遠不止這些。例如，從相干態和保健的角度來看，我們更可以把太極圖看成是一種動與靜之間的動態平衡，可以看成是一種緊張與放鬆之間的動態平衡。而這種動態的平衡，我們又可以用和諧金字塔（見圖15-7右）來定量地表達。

所以，不但是一百年前波耳和海森堡在研究原子結構、建立量子力學理論時，就用到了老莊的哲學思想，就是一百年後研究人體相干態的當代科學家也還是不斷受益這種偉大的哲學思想。如果老子、莊子和畢達哥拉斯等人九泉之下有知，想必也會很欣慰吧！

或許，不論是中國古代的老莊哲學，還是古希臘的畢達哥拉斯學派；也不論是當年苦苦探索那肉眼看不見的原子結構的哥本哈根學派的科學家，還是當今正在苦苦探索有機體內那肉眼看不見的電磁

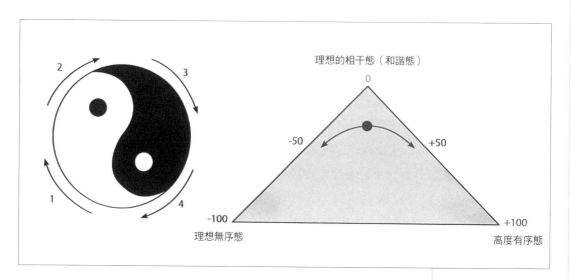

場耗散結構的科學家，都有一些共同之處。他們都是在苦苦地追求真理，苦苦地探索宇宙的真諦。

所以他們也都如盲人世界中那群傑出的科學家一樣，痛感我們感官的有限性，痛感我們理性思維能力的有限性，以及我們人類語言表達能力的有限性。

因此，寫這一本書真不是件容易的工作。我想，讀這本書同樣也不是件輕鬆的事。我非常感謝讀者有這種大的耐心來讀完這本書，如果本書的讀者能夠從中得到一種探索真理的樂趣，那就是對我最大的安慰了。

圖15-7 從哲學概念的太極圖，發展到科學定量的和諧金字塔。

註釋

1 此段原文為：「鳥，吾知其能飛；魚，吾知其能游；獸，吾知其能走。走者可以為罔，游者可以為綸，飛者可以為矰。至於龍，吾不能知其乘風雲而上天。吾今日見老子，其猶龍邪！」

跋：科學與良知

有一次，愛因斯坦為一群年輕學生解釋「相對論」時說：「如果你身旁坐的是一位可愛的女孩，兩小時感覺像兩分鐘；而當你坐在火爐上時，兩分鐘卻覺得有如兩個小時。這就是相對論的原理。」

愛因斯坦對年輕學子說的這一席話，常常被認為是跟學生開玩笑，讓學生高興高興。然而，對於愛因斯坦及許多前沿科學家來說，這可不是一個玩笑話，而是對現代科學一個非常嚴肅的挑戰，因為這涉及到科學是否真的客觀，是非常基礎的問題。

長期以來，人們大都認為科學是絕對客觀的。也就是說，科學與人類的存在沒有關係。不管地球上有人或沒有人，科學一定就是這個樣子。

如果深入想一下相對論，就會發現愛因斯坦在相對論中引入了一個非常不客觀的東西，那就是「觀察者」。也就是說，無論是時間或空間都不是絕對的，而是決定於觀察者的運動狀態。觀察者的運動狀態變了，時間和空間這種最最基本的物理量也會跟著改變，於是整個宏偉的物理學大廈也將隨之而改變。

根據「狹義相對論」，觀察者運動速度越快，時間變得越慢，而兩點之間的距離變得越短。而根據「廣義相對論」，時間與空間不但與觀察者的運動速度有關，還與觀察者的加速度有關，所以也與觀察者本身是否在引力場中有關。換句話說，觀察者在地面上與在宇宙空間，所看到的時間與空間是不一樣的。

然而，無論是「狹義相對論」或「廣義相對論」，還只是討論直線運動這種最最簡單的情況。所以愛因斯坦身為「相對論」的發明人，不會不知道無論是狹義相對論或廣義相對論，討論的只是觀察者的最簡單運動狀態。如果觀察者處於更複雜的運動狀態，例如在

不同的生理狀態和心理狀態，像坐在可愛的女孩身邊和坐在火爐上面，情況必定會更複雜。因此，愛因斯坦與學生們說的並不是玩笑話，而是那些他已經想過、卻還沒有辦法解決的科學問題。

所以在許多人認為是絕對真理的科學聖殿之中，這個可惡的觀察者真是聖殿中的「魔鬼」。然而，這種魔鬼還不是從外星球來的，而是我們人類自己。換句話說，有人類參與其中的科學，就不可能絕對客觀。

其實，波耳和海森堡這兩位大師在研究原子結構時，也發現了觀察者、儀器與客體這三者不可分割的這個基本問題。正如海森堡指出的：「我們觀察到的其實並不是自然本身，而是自然對我們所提問題的一種反映。」換句話說，我們並不能建立一種沒有人類參與的、絕對客觀的科學系統。

主體與客體不可分割

有趣的是，早在一千五百年前，中國著名的和尚慧能大師早就提出了主體與客體不可分割這個問題。

慧能是弘揚佛教禪宗的關鍵人物。他三歲喪父，未能讀書，靠賣柴養母。後受人資助養母，投奔到弘忍大師門下，在磨房做舂米之類的粗活。弘忍年老時，命眾僧作偈，擬選承法弟子。當時，弘忍門下的第一大弟子神秀作一偈為：「身為菩提樹，心如明鏡台，時時勤拂拭，勿使惹塵埃。」慧能亦作一偈：「菩提本無樹，明鏡亦非台，本來無一物，何處惹塵埃。」事實上，後一首偈達到了佛家哲學思想的頂峰。

弘忍大師看了慧能的偈語，就有心選他為承法弟子，夜間親自到碓坊，為他講解《金剛經》，並把衣缽傳了給他。但當時慧能在寺

中地位很低，弘忍大師知道眾師兄不會服氣，還會傷及慧能的生命，就偷偷送他出寺，親自撐船為他渡河南逃。於是慧能就在外隱居了十五年之久。

十五年後，慧能到了廣州法性寺。當時印宗法師正在講經，一陣風吹動了旗杆上的幡，這時有兩個僧人議論起來，一個說那是幡動，另一個則說是風動。正巧慧能聽到了，就對他們說：那不是幡動，也不是風動，而是你們的「心在動」。印宗法師聽到後，認出這就是失蹤十五年、弘忍大師的衣缽弟子慧能。於是印宗法師為慧能落髮受戒，自己還拜慧能為師。

於是，「萬物出於心」就成了禪宗佛教的基本原則之一；也就是被唯物主義者稱為絕對唯心主義的原則。

在這兒，也許值得再回憶一下列寧為挽救唯物主義而寫的《唯物主義和經驗批判主義》一書（見本書第一部第二章）。當時，由於「質能守恆關係」，科學家發現，有形、有重量、有體積的物質可以轉換成無形、沒有重量也沒有體積的能量。這樣一來，整個唯物主義的基礎都出了問題。為了挽救唯物主義，列寧在該書為物質下了一個新的定義：「物質是獨立於意識之外的客觀存在。」

然而，列寧在這兒無意中又犯了與自己信念相違背的邏輯錯誤，在此他引進了一個與物質相對的另一個概念，那就是「意識」，相當於佛教中所說的「心」。而佛家的哲學早就認為，意識比物質更為本源。

長期以來，在科學界中「意識」是個禁用名詞。如果有哪個科學家在文章中不小心用了意識這個名詞，就會被看成是個不嚴肅、迷信之徒的科學家。

然而，在過去的十年中，科學界的情況大大改變了。這個禁令已

經取消了，意識不再是個禁用名詞，反而成了科學界的時髦名詞。人人都在高談意識，儘管誰也說不清楚意識到底是個什麼東西。

這個變化是從美國開始的，那要追溯到1990年開始的「腦的十年計畫」（Decade of the Brain）。就像所有政府一樣，美國政府也常常好大喜功，提出一些國家級的大型研究計畫，並撥出上百億美元的經費，如甘迺迪提出的「阿波羅計畫」、尼克森提出的「征服癌症計畫」等等。

在老布希時代，提出了「腦的十年計畫」。這個計畫的出發點與目標是：當時分子生物學已經充分發展，科學家已經幾乎瞭解人體內的每個分子，唯一不夠瞭解的角落就是人的大腦，只要瞭解了人的大腦，就對人體無所不知了。當時美國政府想得很簡單，阿波羅計畫只花了十年就把人類送上了月球。所以只要投下足夠的金錢，再花個十年，不怕不能把大腦摸得清清楚楚。

當時的科學家也想得很簡單：大腦嘛！不過是台電腦。現在，我們有了高度發達的電腦技術，只要造一台足夠大、足夠精密的電腦，就可把大腦的功能搞得清清楚楚了。

然而，不出兩、三年，科學家就發現事情有點不大對頭。雖然電腦的計算能力比人腦快得多，也精確得多，但是電腦卻沒有自我意識。換句話說：每個小孩子都知道有個「我」，但就算是最高級的電腦也沒有「我」的意識。

其實量子力學的奠基人之一、奧地利物理學家薛丁格早在半個多世紀前，就從物理學的角度認真討論過「什麼是我？」這個非常基礎的理論問題。

對於學物理的學生來說，薛丁格不是個陌生的名字，因為量子力學的基本方程式就叫「薛丁格方程式」。但是很少人知道，早在

1944年薛丁格就寫了一本名為《什麼是生命》（*What is Life?*）的書，而這本書的最後一章就是「什麼是我？」。跟波耳、海森堡這些同時代的量子力學奠基人一樣，薛丁格也不只是一個偉大的物理學家，他同時也是一位偉大的思想家與哲學家，甚至還可以說，他也是一位偉大的先知，因為在《什麼是生命》這本書中，他預言了DNA的存在，把DNA稱為「非週期體晶體」。他認為細胞內有種非週期體晶體可以攜帶遺傳資訊，還根據輻射至突變的機率，計算出了「基因」（gene）的大小，後來發現，他所算出來的基因大小，就是DNA上「三聯體密碼」（triplet code）的大小。

在《什麼是生命》一書的末尾，薛丁格討論了什麼是「我」的問題。他認為，所謂「我」，就是一種單數記憶的集合。所以，人對世界的認識，只是一種單數記憶的集合。而所謂「常識」，就是許多單數記憶的集合。

因此，所謂「科學」就是許多個體觀察者取得的一種共識。儘管科學是人類創造的最美麗的一種知識系統，但並不代表真理，只是一種共識。

如前所述，馬赫、波耳、海森堡等物理學的大師早就發現了人類認識能力的侷限性。這兒還要再提一下，在波耳的指導下，海森堡用數學的方法定量地寫出「測不準原理」，並因此而榮獲1932年的諾貝爾物理獎。測不準原理定量地說明了觀察者、儀器與客體這三者不可分割的這個基本問題。

在這兒，有一點是非常有趣的，物理學定律居然用了「測不準」（即「說不準」）來命名，可以看出這些科學界大師的謙卑程度。當然，如果老子和慧能大師九泉之下有知，也會很開心。

所以，愛因斯坦為這群年輕學子解釋「相對論」時，也是希望能

表達在「小伙子」、「女孩子」和「火爐」之間也有許多不可分割的關係；而這種關係甚至可以決定像「時間」、「空間」之類非常基本的物理量。只是，愛因斯坦還未能像海森堡那樣，用數學的方法定量地寫出這種關係式。事實上，他也只是重複了慧能大師所說的幡動、風動或心動的問題。

其實，主客體之間的關係問題還不單是科學中的一個最基本問題，也是藝術和美學中的最基本問題。例如，美麗既不是純客觀，但也不是純主觀的，而是意識和客體之間的一種相互作用。

生命、意識與良知

在這本書中，我們主要介紹了生物體內電磁場的耗散結構。對這個電磁場耗散結構的認識，使我們有可能從現代科學的角度來認識針灸、脈輪和許多古老醫學的科學背景。同時，我們也介紹了如何定量地測定身心系統的相干度，從而使「和諧」這種古人的智慧，具有現代科學的支撐。

然而，在本書中，我們卻還沒有認認真真地討論生命、意識和良知這些非常重要的問題。雖然從字面上來說，生物學和心理學就是研究生命和靈魂的科學。但是，無論是生物學家或心理學家，都不敢說我們已經從現代科學的角度認識到了生命和靈魂。顯然，這還有待於科學的進一步發展。

為了使我們對當今生命科學發展的處境有個粗淺的瞭解和估計，我們不妨引進印度哲學的「七層身體」思想，來描寫我們當前醫學、生物學和生物物理學發展的狀況，以及今後的發展方向，包括對生命、意識和良知等高層次概念的科學認識。

雖然許多人（包括許多科學家）都認為我們當前的科學已經非常

了不起了，科學家已經可以代替萬能的上帝了。但是從七層身體的觀點來看，今天看來已經非常成熟的醫學和生物學（即對人體器官、細胞、組織、DNA以及各種分子的認識），只不過才認識了第一層身體的「化學身體」而已。

這個化學身體的基本磚塊是生物分子，在多數生物學家和醫生的想像中，這些分子是由剛體小球和棍子組成（見36頁圖2-1），即原子和化學鍵，也就是前面提到的「小球和棍子模型」。

在化學身體的這一層，有著眾所周知的守恆定律，就是「物質不滅定律」。也就是說，人死了以後，他身體中的分子並沒有消失，而是重新進入土壤，重新變成植物的身體，再被動物吃了，變成動物的身體，而動植物又被人吃了，再變成人的化學身體，就如佛家所說的「生死輪迴」一樣。所以當孫悟空想哄豬八戒進廁所時，就說要他去「五穀輪迴之所」。當然，佛教的輪迴可以說是信仰，《西遊記》中的輪迴則是開玩笑。但是物理和化學中的物質不滅定律，總可以說是科學的輪迴理論吧！

從印度哲學的七層身體思想來看，本書所討論的「電磁場身體」也許可以看成是「第二層身體」。從現有的知識看來，這電磁場身體和化學身體是不可分割、相互依存的。不過在這第二層身體中，又有另一種不滅定律，那就是「能量守恆定律」（conservation law of energy）。換句話來說，在物理學還有一個有關能量輪迴的不滅定律。

然後，愛因斯坦又發現了「質能守恆定律」，從而把物質不滅定律和能量守恆定律合成了一個定律，這樣一來，物質的輪迴與能量輪迴就合成了統一的不滅定律；差不多接近了印度古人和猶太古人所悟到的輪迴真諦了。

看來，悟出「六道輪迴」的印度人，以及寫下《聖經》的猶太人，早就知道了這種生命的循環，早就悟出了這種不滅定律，而且他們的悟性比現代科學家還要好。

當然，科學家也早就發現在能量守恆定律中存在著一些問題。例如能量好像還是有級別的，比方說位能和動能可以自動變成熱能，但不能自動返回。所以能量看來並不是那樣絕對的守恆，至少在能量的形式和結構上不那麼守恆。

為了描寫能量的級別不斷從高級到低級自動下降的這個現象，1870年代物理學家又找到了另一條物理定律「熱力學第二定律」，來說明熵值不斷自動增加。也就是說，結構不斷消失，混亂程度不斷增加。這真是一個相當悲觀的前景，也是有名的「羅馬俱樂部」的立論所在。根據羅馬俱樂部的悲觀看法，整個世界將會越來越亂，有序性越來越差，最後走向混亂的世界末日。

所幸的是，就在「熱力學第二定律」發現一百年之際，也就是在1970年代，科學家又發現了一種相反的現象：混沌中又會出現有序，亦即會出現「耗散結構」。所以在這級別不斷下降的過程中，同時還有級別不斷上升的東西。就如中國古人所說的那樣，五百年的老鳳凰飛入火中，又從烈火中飛出新生的鳳凰。

人體內電磁場的耗散結構是本書的主題，但這只是一種應用而已。事實上，耗散結構這個概念的發現具有更深遠的意義。這意謂著，可能還有更高層次的守恆定律，可以把物質、能量和結構都包括在內。

按這個邏輯想下去，是否有一天我們會發現這樣的高層次守恆定律，不但包含了物質、能量和結構，還包含生命、意識和良知呢？

顯然，生命、意識和良知，是比物質、能量和結構更為高層次的

概念。從印度哲學的七層身體來看，明顯不在第一層身體之中，不在我們熟悉的化學身體之中；有可能也不在第二層的電磁場身體之中。所以，就科學來說，要充分地認識它們，還有相當遙遠的一段路程。

在這許多概念之中，良知或良心也許是在上帝所造之物的最高層次，也是最美好的東西。

儘管要從科學的角度來認識還很遙遠，但是當我們在討論科學是善或惡時，原子能和基因工程的發展是好或壞時，或是談到科學家的良心、藝術家的良心時，都不能否定良知的客觀存在。也許只有當我們能認識到高層次的身體時，才能解決「科學是善或惡？」這個讓人苦惱的問題。

在這兒，我還想順便說一下，良心是與達爾文主義完全對立的東西。從達爾文主義的「物競天擇，適者生存」的那種你死我活的角度來看，良心顯然是不利於生存鬥爭的。那麼，為何在人類這種高等動物身上還會有良心這種東西呢？

有個俄羅斯朋友說：「如果達爾文主義有什麼對的地方，最多也只是與熱力學第二定律一樣，只是半個理論，而且是醜惡的那半個。」所以，現在讓我們抱著美好的願望，等待未來的科學家找出那非常美麗的另一半。同時，在那個比第二層身體還要高層次的身體中，我們也必定會找到許多更美好的事物，找到人性中更美好的一面。

人類感官和語言的有限性

當然，我們無從知道，前面一節所討論的問題和目標是否太過雄心勃勃，因為我們畢竟只是凡夫俗子。

在本書第一部第一章中，詳細討論了我們這些凡夫俗子感官的侷限性。當然，我們可以發明和製造儀器，來擴展我們感官的能力。例如科學家發明了望遠鏡和顯微鏡，幫助我們看得更遠，看得更仔細。但是我們不要忘了，任何儀器都是一種變換器，而任何變換器都不可避免地會帶來一定的畸變和失真。當儀器越用越多時，這種畸變和失真也就越來越多，也就會越來越逼近我們認識的極限。

事實上，就是在物理學教科書中，這種認識的極限也比比皆是，只是我們把它們稱為絕對零度、真空中的光速、普朗克常數等等的所謂物理學常數。身為學生，一般不好問老師：「這些常數是哪兒來的？」老師也不會告訴你，因為他們也不知道，只有上帝知道。

但是，如果我們能努力跳出人類自我中心的侷限性思維，用更超然的眼光來看，也就是用更靠近上帝的眼光來看待問題的話，就可以看到許多所謂的物理學常數，其實就是我們人類認識能力的某種邊界線。事實上，整個相對論就建立在「真空中的光速」這個常數之上；而測不準原理，乃至整個量子物理學，就建立在普朗克常數這個常數之上。換句話說，整個科學理論的基礎，都是建立在這些人類認識能力的邊界之上。

除了感官和認知能力的侷限性之外，我們還面臨了語言的侷限性。例如我們日常的語言是在宏觀世界中發展起來的，所以原子物理學家，尤其是像波耳、海森堡等量子力學的奠基者，早就痛苦地感覺到人類語言的侷限性了。

同樣的，在這本書中，我們也痛苦地感受到，很難用在化學身體這第一層身體所發展出來的語言來描述電磁場身體。然而，正如我們已經指出的，電磁場身體也只不過是第二層身體。可以預計，當我們的研究進入越來越高層次的身體時，未來的科學家必然會碰到

越來越多的，而且是越來越大的，人類語言的侷限性問題。

事實上，早在兩千五百年前，老子（西元前605-前531）就寫下了哲學史上最深刻的著作《道德經》，起首的一句就是「道可道，非常道；名可名，非常名」，前面一個「道」是指宇宙的真理，而後面一個「道」則是指我們人類所用的語言。也就是說，靠我們人類的語言是不可能真正表達真理的。

更值得注意的是，老子所說的前面那個「道」，也就是一千九百多年前猶太人約翰所寫下的：「太初有道，……道成了肉身，住在我們中間，充充滿滿地有恩典有真理。」（《約翰福音》1：1-14）中的那個「道」。因此，只有認識到我們這些凡夫俗子自身的有限性，才有可能認識到真理。

國家圖書館出版品預行編目（CIP）資料

人體的彩虹——揭開經絡與電磁場的奧祕：張長琳著，
--三版，--臺北市：橡實文化出版；大雁出版基地發行，
2022.11，288面；19×24.5公分
ISBN 978-626-7085-51-6（平裝）
1. 經絡　2. 養生　3. 中醫現代化
413.165　　　　　　　　　　　　　　　　111016392

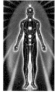

BH0004T

人體的彩虹
揭開經絡與電磁場的奧祕

作　　者　張長琳
特約編輯　莊雪珠、洪禎璐
責任編輯　于芝峰
繪　　圖　王佩娟
內頁設計　雅堂設計工作室
封面設計　小草

發 行 人　蘇拾平
總 編 輯　于芝峰
副總編輯　田哲榮
業務發行　王綬晨、邱紹溢、劉文雅
行銷企劃　陳詩婷
出　　版　橡實文化 ACORN Publishing
　　　　　地址：231030新北市新店區北新路三段207-3號5樓
　　　　　電話：（02）8913-1005　傳真：（02）8913-1056
　　　　　網址：www.acornbooks.com.tw
　　　　　E-mail：acorn@andbooks.com.tw

發　　行　大雁出版基地
　　　　　地址：231030新北市新店區北新路三段207-3號5樓
　　　　　電話：（02）8913-1005　傳真：（02）8913-1056
　　　　　讀者服務信箱：andbooks@andbooks.com.tw
　　　　　劃撥帳號：19983379 戶名：大雁文化事業股份有限公司

印　　刷　中原造像股份有限公司
三版一刷　2022年11月
三版二刷　2024年4月
定　　價　550元
ISBN　　　978-626-7085-51-6
＊原書名：人體的彩虹：揭開中醫經絡與電磁場的奧祕